U0303701

The Art of Dying Well

# 善终的艺术

## 应对衰老、病痛、死亡的实用指南

〔美〕凯蒂·巴特勒 —— 著　　彭小华 —— 译

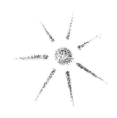

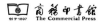
商务印书馆
The Commercial Press

献给布莱恩·多诺霍

心灵之友

# 作者按

这是一部非虚构作品，书中故事主要是对直接参与者的采访。没有虚构人物，没有重新编排时间线，没有编造引语，也没有伪造情景。姓名改变的地方，附注做了披露。

# 目
## 录

i

病学领域和优秀的医疗保健机构里找到盟
友·审查药品·减少筛查·坦然接受丧失

真相大白·展望未来并制订计划·在职业治
疗和物理治疗领域寻找盟友·防止灾难的日
常生活·搬家·践行相互依赖·成为典范

如实希望的艺术·同你的医生交谈·了解疾
病的发展轨迹·帮助家人做好准备·在姑息
治疗领域寻找盟友·思考赋予你生命意义的
事情·保持掌控·创造性思考·重新定义
希望

如果有人曾给我们警示就好了·认识到自身
的虚弱·远离医院·在上门服务项目中寻找

盟友·升级预立医疗指令·应对痴呆症·转
向舒适护理·享受你的红丝绒蛋糕

## 第六章　为好死做准备 / 183

好好利用余下的时间·在临终关怀领域寻找
盟友·以后的步骤·处理好各项事务·选择
死亡时间·爱、感谢和宽恕·得到"部落"
成员的帮助

## 第七章　积极的死亡 / 219

树终须倒下·这就是死亡的样子·为居家死
亡做准备·为疗养院死亡做准备·给予照顾·最
后的几个时辰·使医院死亡更加人性化·即
兴创造死亡仪式·迎接神秘·告别

## 我忧虑 [1]

我很忧虑
花园可会繁茂，江河可会
朝着正确的方向奔流，地球可会
依从上帝教导的方式转动；
如若不然，我要如何校正？

我做对了吗，
做错了吗，
我会被原谅吗，
我可以做得更好吗？

我还能够歌唱吗，连雀儿也会吟唱
而我，是的，
毫无希望。

我的视力衰退了吗，抑或只是我的想象？

我可会罹患风湿病？

破伤风？痴呆症？


我终于明白，忧虑毫无意义。

放下忧虑。带上我的老朽的躯体

步入清晨，

放声高歌。

——玛丽·奥利弗

# 引 言

# 丢失的死亡艺术

对我们的祖先来说，死亡并非秘密。他们明白死亡
是怎么回事，知道如何陪伴临终的亲人。他们有习俗和
书籍的指引——并且进行了大量的实践。

我的曾曾曾祖父约翰·巴特勒（John Butler）是
制作刷子和风箱的工匠，曾曾曾祖母菲利帕·诺曼
（Philippa Norman）在别人家帮佣，以他们为例，想想
死亡在他们生活中的存在。这两位可怜的贵格会教徒于
1820 年在英国的布里斯托结婚，生了四个孩子，其中两
个没有活到两岁。

约翰怀抱开始新生活的希望，于 1827 年乘"宇宙"
号轮船去了纽约，第二年，菲利帕和他们幸存的一双儿

女也追随而至。在纽约的出租房里，菲利帕生下一个男婴，孩子生下来的时候已经死了；后来，约翰因肺结核不治——现在，这个病可以用疫苗预防，也可以用抗生素治愈——他临终的时候，菲利帕就守在他的床边。

丧偶之后，36岁的菲利帕乘船返回布里斯托，精心照顾她心爱的女儿哈丽雅特（Harriet）。哈丽雅特也死于肺结核，死时才20岁出头。菲利帕的五个子女中，只有儿子菲利浦活到结婚生子的年龄。菲利帕"最喜爱的女儿玛丽"[1]死于1869年，年仅13岁。伤寒席卷了她就读的那所贵格会寄宿学校。

仔细看看自己的家谱，你可能会发现类似的故事。

发达国家的人们现在生活在全然不同的世界，死亡在很大程度上被推到了生命周期的上限[2]。死亡恭候我们多时了，经常是以我们的祖先不曾了解的方式。死亡被推迟了这么久，这往往意味着，我们与之相逢却无所准备。我的家人就是这样。

在79岁之前，我父亲的晚年生活充满活力。一个秋天的早晨，他从地下室的书房出来，把水壶放到炉子上，这时，他发作了毁灭性的中风，开始了一个缓慢的死亡过程。我和母亲负责照顾他，但我们对未来的形势几乎一无所知，对令人困惑的现代医学亚文化，更是缺少了解。

正如我在前一本书《敲响天堂之门：通往更好的死亡之路》（*Knocking on Heaven's Door: The Path to a Better Way of Death*）中所描述的那样，我们对医学的局限性一无所知，不了解医学以对待年轻人身体的方式处理衰老的身体时，可能造成怎样的伤害。

两年后，医生给我父亲安置了一台起搏器，以纠正他心率过缓的问题。按他的说法，这个小小的电子设备使心脏的寿命超过大脑，从而迫使他"活得太久"。在生命的最后六年半，他完全依赖我精疲力竭的母亲，他一步步走向失聪、近乎失明、痴呆症和痛苦。在他的生命接近尾声时，我和母亲采取了一个现代过渡仪式：请求医生停用可以使父亲免于死亡却无法让他恢复体面生活的医疗技术。医生拒绝了。

持续了五天之后，我父亲终于在临终关怀的病床上平静去世，当时，他的心脏起搏器还在嘀嗒作响。母亲和我有意识地决定不采用抗生素治疗他的肺炎（此病曾有"老人的朋友"之称）。当时我59岁，此前我从未置身于临终病床边。与死亡如此长期暌隔也许是我的运

气，却也是负担。在父亲去世之前的最后几天，我一个

3 人坐在那间干净但非独享的临终关怀病房里，握着他的手，时间长达数小时。我们丧失了先祖们曾经长期践行的"心灵习性"[3]，那本可以让父亲的死亡过程更好受些，也更神圣些。

在我们生活的这个时代，先进的医学有很强的抵御死亡的能力，却不善于帮助我们做好平和的死亡的准备。我们觉察到了这种缺陷。很多人渴望在生命最终逝去的过程中，恢复一种仪式感、群体感、甚至美感。我们想要的不仅仅是控制疼痛和干净的卧床。我们希望好死。

## 走向新的死亡艺术

14世纪中叶那会儿，黑死病在文化记忆中还未淡去，一位不知名的天主教僧侣为中世纪的人们撰写了一本死亡手册，名叫《死亡的艺术》（*Ars Moriendi*）。这本书用拉丁文写成，附有木刻插图，指导临终者及家属在临终之际如何经受肉体和精神的考验。这是西方最早的自助书籍之一，1500 年之前已经出了 65 个版本[4]，并被译介为欧洲所有的主要语言。

每幅木刻画表现一个濒临死亡的男人或女人，他们躺在床上，周围是朋友、配偶、天使，有时是医生、仆人，或者他们最宠爱的猎犬。恶魔则躲在床下，敦促重病之人屈服于五个"诱惑"之一。这五个"诱惑"妨碍人平静地死去，包括信仰缺失、绝望、焦躁、精神上的骄傲，以及作者所说的"贪婪"——不想舍离今生珍爱的人与物。我们［如今］不再把它们称为"诱惑"，但恐惧、懊悔、想快点死，以及根本不想死之类的情绪，曾经为逝者送终的人都很熟悉。

《死亡的艺术》建议，解决之道不是通过医疗手段对抗肉体的死亡，而是照顾好人的心灵。[5] 作者鼓励临终之人向朋友坦陈自己的悔恨和恐惧，甚至还提供了供陪伴者诵读的经文，以使临终者相信上帝的宽恕和仁慈。临终之人被鼓励"托付其灵魂"到上帝之手，放松进入一种优雅的状态。木刻画中的灵魂是一个小小人儿，离开身体，在一群天使的簇拥下，向天堂飞去。有时候，屋顶上的瓦片会松动，好让灵魂飞走。

在《死亡的艺术》中，临终者不是被动的病人，而是其生命最后也最重要的这出戏的主角。即使在弥留之际，即使处于痛苦之中，他们也有各种选择和道德主

4

动权。他们的死是家庭和集体事件，像洗礼或婚礼一样神圣而亲切。

在接下来的四个世纪里，各新兴宗教推出了它们各自的"死亡的艺术"版本。

圣公会教徒查阅《好死之道》（*The Ways of Dying Well*），而我先祖那样的贵格会教徒则通过《促进敬虔：对贵格会会友的简短悼念及临终遗言》（*Piety Promoted: In Brief Memorials and Dying Expressions of Some of the Society of Friends, Commonly Called Quakers*），学习那些虔诚的信徒如何坚忍地死去。这本手册不断增添新的死亡故事，反复更新，1828年我的先祖约翰·巴特勒在纽约去世时，这本书仍在印行。

那个年代，在家人和朋友的照料下，人们在家中离世。死亡过程通常持续几天、几周，而不是几年。孩子、狗，甚至邻居，都齐聚床边，与逝者道别。人们祈祷。牧师可能会到场。房间里燃着蜡烛。人死之后，教堂敲起钟声，消息传遍整个村庄。

死者断气之后，亲戚或志愿者会对遗体进行仪式性的清洗和装扮，几乎所有文化和宗教都遵循这样的传统。在爱尔兰，人们围着棺材举行守灵仪式，这是一个融神

圣与世俗于一体的聚会，庆祝逝者的生命，与亡灵告别，并帮助生者重返生活。

在今天的美国，人死之后，教堂的钟声不再响起。<sup>5</sup> 在医院和疗养院，死者通常被塞进尸袋，放到轮床上，通过货运电梯运走，好像死亡是一种可怕而且可耻的失败。

床下的魔鬼有了新的模样。

尽管超过 3/4 的美国人仍然希望在家中辞世[6]，但真正实现的人不到 1/3[7]，其余的人在医院、疗养院或其他机构离去。将近 1/3 的美国人死前一个月在 ICU（重症监护室）度过，17% 的美国人死在 ICU[8]。

在隔离病房里，医院的规程取代了古老的仪式。临终者常常没有机会留下遗言，因为他们陷于化学物品的迷雾中，或者喉头里插着管子。亲属在大厅里来回踱步，喝着购自自动售货机的劣质咖啡，在了无生气的会议室里，他们第一次听闻挚爱已濒临死亡，并往往为此感到震惊。医护人员有时用"折磨"[9]这个词来形容 ICU 里发生的事情：医护人员或家庭成员拒绝接受死亡的来临，直到有人鼓起勇气说"够了"，治疗才停止。

现代人把死亡降格为医疗程序，剥除了尊严和人性，在美国的大部分地区，这样的情形愈演愈烈[10]。来自医院内外的抵抗力量在同等程度地增强。许多人渴望重获改变他们（及所爱之人）死亡的力量，但不知道如何着手。

即使在这样一个高科技医学的时代，仍然有一条通往平和、更有自主性和符合人道的死亡之路。这条路的起点远早于我们在生命最后阶段惊慌失措地赶往急诊室之际。它需要在数年（而不是几天）之间驾驭一个结构不良的医疗系统，使之满足人们的希望，包括日渐老去的人们，以及其他面对长期疾病或不治之症的人们。

6　　这个系统将它的金钱、精力和时间投入拯救生命、治愈可治愈的疾病，以及解决能够解决的问题中。从分工上看，它与汽车装配线很像。每个专家负责处理一个重要的器官，然后把身体放回传送带上。[11] 每一年，这条"快医疗"轨道拯救无数暴力、车祸的受伤者及心脏病患者。在危机状态下，它运行良好。

然而，面对无法治愈，可以管理，而又不能修复的状况时，传送带提供的措施越来越多，给人们造成的风险却越来越大。身体变得脆弱是一个全球性的现象。如今，器官被一个接一个地修理，并且假定尽可能延长生命是每个人的最高目标，这既妨碍人们在身体不完全健康的状况下好好地生活，也妨碍人们平和地死去。

延长肉体寿命只是传统医学的任务之一，它还有其他任务：预防疾病、恢复和保持身体功能、解除痛苦，以及照顾临终者。随着我们逐渐老去，这些"生命质量"目标变得日益重要，但是，吞噬了我们大部分保险费的传送带医学很大程度上已经忘了如何解决这些问题。它一味奖励**治疗**，而不重视**照顾**。它常常**处置**人们，而非**服务**人们，并把他们变成了自身健康的被动旁观者。它让病人和体弱者来回穿梭在一个个专家之间，在医生的诊室和急救室之间往复辗转。年龄越大，身体越虚弱，快医疗提供的治疗距离我们最需要的体贴、持久耐心、协同照顾就越遥远。

多年以来，我聆听人们讲述死亡故事——有的人死得很好，有的人死得很难——从这些故事中，我获得了一个感悟：那些愿意思考自身衰老、脆弱和生命有限性的人，到年迈和生病的时候，往往比那些不考虑这些问题的人生活得更好，死亡体验更佳。

他们不断塑造舒适、快乐而有意义的生活，即使在 7

身体一步步衰退时，也是这样。他们对自身疾病的发展轨迹有清楚的了解，所以可以进行规划。他们把医生视为顾问，而不是老板。他们寻找帮助他们保持生命活力的医学盟友——即便面对失望和逆境，并且，他们为好死做准备。他们较早加入临终关怀，通常获得更好的感受与效果，生存时间有时甚至超过那些穷尽治疗措施的人。他们接受死亡的来临，抓紧时间去原谅、道歉，向所爱的人表达感激之情。他们重新思考"希望"的含义。他们在死亡过程中遭遇的肉体痛苦较小，像我们的祖先那样关注神圣的事物。

但是，有些人放弃自己的权利，一心希望推迟死亡，不直面事态发展，这些人往往随着传送带直到终点：高科技病房。他们死在那个把"成功"定义为"没死"的地方。

这并不是大多数人想要的结果。2017 年的一项民意调查[12]请人们思考生命的终点，结果发现，只有 1/4 的人希望无论如何尽可能活得长久，其余的人更关心生活和死亡质量：不给家人增加负担，享有精神的宁静，死在家里、死得舒适。如果你属于这 3/4 的人群，那么，你就是本书的理想读者。本书旨在帮助你始终主导自己的生活，从最初的衰老迹象、重病诊断，一直到生命的终结。这是可以做到的。

有人发起了一场改革运动，致力于恢复临终关怀的意义和尊严。在医学之外，它反映在名为"死亡咖啡馆"的民间聚会上，也反映在畅销书的成功上，如阿图·葛文德（Atul Gawande）的《最好的告别》（*Being Mortal*）、芭芭拉·埃伦里奇（Barbara Ehrenreich）的《自然的原因》（*Natural Causes*），以及保罗·卡拉尼什（Paul Kalanithi）的《当呼吸变成空气》（*When Breath Becomes Air*）。每一本著作，每一场聚会，每一次坦诚的交谈，都在破除死亡的羞耻和神秘。而在过去一个世纪里，围绕死亡的羞耻和神秘不必要地加剧了我们对死亡的恐惧，使得我们对死亡的准备更加不足。在医疗体系内部，这场处于萌芽状态的运动有很多名称，包括：基于价值的医疗、共享医疗决策、慢医疗，以及以患者为中心的医疗；其先驱者包括许多勇敢、感情充沛而训练有素的肿瘤专家和护士，这些人从未忘记，患者的需求和愿望应该被置于首位。还有一些先驱者接受过初级保健、老年医学、职业治疗和物理治疗、姑息治疗及临

8

终关怀等方面的训练。早在帮助你好好死去之前，这些人也能指导你掌握好好生活的艺术。

## 本书的结构

本书是一个循序渐进的指南，帮助人们尽可能保持健康和快乐，了解医疗情况，无所畏惧，通过可预见的生命晚期健康阶段，从精力充沛的老年，直到最终乘风归去。

每个阶段构成一章：恢复力、慢下来、适应、死亡的意识、纸牌屋、为好死做准备、积极的死亡。每一章的目标都是帮助你保持活力，帮助你走在通往美好人生终点的道路上——无论你如何定义美好人生终点。

我在每一章都会提出一些方法，教你如何在感到快医疗无所助益的时候脱离它的传送带，找到专注于你最重视的那些事项的医疗盟友，无论你最重视的是保持机能、控制身体疼痛，还是为你和你爱的人提供情感支持。我希望书中的真实故事能帮助你理解每一种医疗选择可能的结果。一个阶段又一个阶段，一年又一年，一个年代又一个年代，你可能会越来越倾向于温和的方法，支持你享有良好的生活质量，即使生命行将终结。你寻求的平衡，以及改弦更张的方式和时机，都取决于你自己。

无论你处于生命旅途的哪一个阶段，我都希望本书让你对余下的时光有一个大致的了解，并带给你力量，<sup>9</sup>让你继续掌控自己与医疗之间不断变化的关系。关于如何创造空间，容纳我们的先祖无比珍视、自己定义的死亡仪式，这是我所知道的最好的办法。圣殿建立在庸凡俗务的基础之上。

我深切地希望，在去世的那一刻，你平静、安适。在那一天到来之前，你一直处于安全状态，得到很好的支持，心无忧惧。希望你在情感、医疗和精神上的各种需求都得到满足，日子过得充实，直到生命的最后时刻。希望你和爱你的人生活在一个富有爱心的群体里，得到一个称职的医疗团队的照顾。

这是我的愿望。我希望本书保证你有一个充满活力的晚年和短暂的病程，在家里，在爱你的人们簇拥之下，迅速而无痛苦地死去，正如 18 世纪德国医生扎卡里亚斯·舒尔茨（Zacharias Schultz）所说，人们一直渴望死得"温和、轻松、甜蜜"[13]，恐惧死得"艰辛、可怕、困难"。他说，这一直是人们虔诚祈祷的要点，也是他们对医生的反复诉求。我们的死亡方式比以往任何时候都更加不确定、模糊、衰弱、拖延。无论我们多么勇敢地适应损耗，如何巧妙地在支离破碎的健康系统内左支右绌，事情都不会总是如我们所愿的那样发展。然而，如果我们希望塑造自己的生活直到生命的终点，它可能帮助我们想象、选择和计划。

我并非暗示我们将创造一种使死亡过程几近完美的新版"死亡的艺术"。完美不是艺术的目标，而是科技的雄心。艺术由手头有限而不完美的材料即兴创作而成。现代死亡艺术不会让每一个生命的终点都毫无痛苦，但它可以使之变得堪忍，有人分担，甚至有其自身独特的美。这是指南针和路线图的起点。

　　　　　　　　　　　　　　善终的艺术

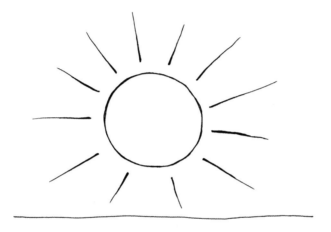

# 第一章

# 恢复力

警钟响起·建立储备·在预防医学领域寻
找盟友·权衡医疗风险·结识左邻右舍·了解
你的医疗权利·观照心灵

## 河面变得宽阔 [1]

有些老人惧怕死亡，因此感到压抑……最好的克服办法，是拓展兴趣，超脱自我，直到自我的藩篱一点一点地退去，个人的生命日益融入整体宇宙之中。个体的存在应该像河流一样：起初小小的，紧紧包裹在河岸之间，热烈地跨过重重的岩石，穿越一道道瀑布；渐渐地，河面变得宽阔，河岸向后退去，水流愈加平静；最后，汇入大海，不留罅隙，失去个体的存在，不觉痛苦。如果以这种方式看待人生，就不会因为害怕死亡而感到痛苦，因为他们在意的一切会继续下去。

——伯特兰·罗素

如果以下描述符合你的情况，那么，本章对你有帮助：

- 你轻而易举吹灭 50 岁或者 60 岁生日蛋糕上的全部蜡烛。
- 大大小小的疼痛和健康问题令人恼火，但不成为局限。你自己付账单，自己做医疗决定，一般而言，你享受你的生活。
- 你不明白他们为什么把信用卡上的数字弄得那么小，那么不清晰。
- 你的毛发在熟悉的地方日渐稀疏，却在陌生之处萌发。
- 你放丢钥匙，错置姓名。你对技术升级兴味索然。
- 夜间睡晚了，第二天就打不起精神。有时候 9 点钟就上床了。你学会了午睡。
- 穿衣打扮花的时间延长了，效果却不怎么样。更容易受伤，却恢复得更慢。
- 一些朋友归西了。你对读讣告产生了兴趣。
- 有时候感觉自己在地球上的时日不多，得珍惜。

## 警钟响起

道格·冯·科斯（Doug von Koss）出生在大萧条时期，从小生活在密西西比河畔，他的家是他父亲用浮木造的一条船。1960年代，他在旧金山定居下来，和妻子克莱登育有一子一女。他担任舞台工作人员，为剧院做木活，负责操控灯光，担任乔治·卢卡斯（George Lucas）的《绝地归来》（*Return of the Jedi*）等影片的布景师。他现在85岁，高高的个子，风度优雅，给人一种威严感。妻子去世10年了，他租住在位于旧金山一所整洁的房子里，房子外面的街道起伏不平。

50多岁那会儿，担任旧金山歌剧院道具师期间，他在北加州的红木林间领导着一个作坊，和一群男士一起制作面具。刚到的时候，大家都很紧张，闷声不响制作面具，一个个都绷着脸，没什么乐趣可言。诗人罗伯特·布莱（Robert Bly）是活动的组织者之一，他轻轻推了推道格的手臂，说："让他们唱起来吧。"道格把男人们吆喝到户外，在红杉树下唱了20分钟的各种野营歌曲后，大家情绪放松，攀谈起来，回到车间后恣意雕刻他们的面具。自那以后，道格飞往全国各地，带领人们唱他从世界各地收集来的传统歌曲、圣歌和诗歌，帮助他们进行社区建设。

79 岁生日之后不久，道格感到通往前门的台阶一天比一天陡峭。起初，他并未上心，认为不过是正常衰老带来的疲劳和喘息。仲夏日的一个下午，他在超市推着购物车，突然一阵头晕，视线模糊，呼吸急促。他跌跌撞撞地找了一个可以坐下来的地方：药房附近的自助血压仪。他已经不记得血压读数是太高还是太低了，只记得血压不好。

第二天早上，在市中心的一座医院大楼里，医生在记录道格的心电图时停下手，呼叫了救护车。急救人员用轮床把道格带下电梯。24 小时后，在附近一家医院的心脏实验室里，医生们将一个叫作支架的管状金属小笼子植入了通向心脏那根大血管的动脉。道格说："一条主血管被堵住了，本来我会呜呼哀哉的。"他与心脏衰竭只有毫厘之距。

支架把一团脂肪块推到一边，撑开动脉壁，增加了流向心脏、身体和大脑的富氧血液。他几乎马上就感觉前门的楼梯爬起来容易多了。"生活变得无比甜蜜，"他回忆道，"我可以停下来观赏一棵树，欣赏一朵花——是真正地**看见**。我觉得自己真的很有活力，同时也很脆弱。"

他感觉到支架只是一种暂时性的缓解措施。他想知道，为什么脂肪、胆固醇和钙会在动脉中凝结？他既不抽烟，也不喝酒，从来不碰培根，每周在金门公园骑三次自行车。"但我意识到，"他说，"要多加注意了，道格。疾病和最佳健康之间只有一线之隔，你正在滑向疾病那一边。"

医院给他安排了一个为期四个月的强化心脏康复计划[2]，费用由老年医疗保健支付。他每周去康复中心三次，带着心脏监护仪，蹬一辆固定的自行车，在物理治疗师帮助下，逐渐提高心率。营养师鼓励他采取地中海式饮食，少吃肉、奶制品、糖和包装食品，多吃蔬菜、全谷物、橄榄油、鱼和水果。这些措施和剧烈运动将道格在五年内发作心脏病或者死亡的风险降低了一半[3]，更重要的是，大大延长了他保持活力的时间。

心脏康复计划结束后，道格加入了一家 Y 健身俱乐部，每周在跑步机上跑三次。82 岁时，他开始举重。他说："我在健身房看到年龄和我一样大的男男女女走得非常矫健。我也希望像他们那样。"他锻炼了肌肉，提高了平衡能力——这些能力非常重要，因为肌肉会随着年龄的增长自然萎缩，敏捷度会下降，骨骼会变得脆弱，跌倒会大大损害独立性[4]。"这启动了一个了不起的健康循环，"道格说，"增加运动、健康饮食、睡眠改善，幸福感提升。"在最近的一次体检中，医生鼓励他："坚持就好。"

我称之为恢复力的健康阶段，有时也称为"年轻"或健康老年期，在这个阶段，你的身体仍然有扭转重大健康问题的能力。处于恢复力阶段的人大多五六十岁，甚或七十出头，但有些是道格·冯·科斯这样特别健壮的老年人。不可能精确预测生命的长度，但这个阶段的人通常至少还有 10 年的寿命。

是清点库存，进行储备，评估哪些需求比较迫切的时候了。对你未来健康的主要威胁[5]有：身体虚弱、孤独、心脏病、肺病、糖尿病和痴呆症。你可以通过锻炼、良好的饮食、扩大朋友圈和浓厚的兴趣，筑起对抗这些状况的堡垒，延长拥有恢复力的时间[6]。生活习惯，特别是吸烟、久坐，以及营养不良、饮酒过量，是 70% 退行性疾病的导因，而那些退行性疾病将使得晚年生活不好过。改变这些习惯，哪怕是在 55 岁以后改变，也可以将健康风险降低七成，收益几乎超过你服用的全部药品之和。

17　　我并不是在暗示饮食上的禁欲主义和剧烈运动会永远阻止死亡和身体衰弱。它们不会让你在下一年变得更年轻，尽管你会更快乐、更强壮，拥有更好的身体功能。我们的身体在细胞水平上以 5000 种特定的方式老化，就此而言，如果不形成精神和社会力量[7]以应对不可避免的力量丧失以及死亡本身，仅强化身体肌肉没有意义。在不得不接受那些你无法改变的事情之前，你可以抓紧时间，为未来做好准备，并改变你可以改变的事情。

## 建立储备

在发达国家，很少有人在前半生因疾病而死。大多数早逝是由意外事故、暴力、药物过量和自杀所致。中年后期，情况发生了变化。癌症在 20 世纪 40 年代中期成为主要的死亡原因，在整个五六十年代致死人数继续攀升。死于心脏病的人数在六七十年代上升，80年代死于肺病的人数增加，90年代以后，死于痴呆的人多了起来。在导致死亡之前，所有疾病都会造成身体上的痛苦，也都与生活方式密切相关。

我建议从那些最需要凭借你自己而最不需要依靠药物的事情开始。最有效的第一步（除了戒烟以外），是每天雄赳赳地步行。步行有助于65岁的人增强肺活量，给大脑提供更多的氧气，扩大海马体的体积——海马体是至关重要的记忆器官。步行去商场、农贸市场和市中心的咖啡店有一个附带的好处：增强社会联系，这是另一个既令人愉快，又增进健康、大脑功能和幸福感的方式。这些方法大多都不是什么新闻，不过，如果你忘了进行半个小时以上的有氧活动，尤其是在大自然里或者有朋友作陪的情况下，你所获得的快乐和自信，那么请考虑恢复这些活动。即使年龄很大才开始，积极的活动也具有巨大的健康效益。

随着关节开始嘎吱作响，小小的伤痛更难痊愈，运动变得更具挑战性。你可以即兴发挥、适应和克服困难：进行任何可以让你大汗淋漓[8]、心情愉悦的运动。许多人喜欢跳交际舞、骑自行车、或者游泳，有些人觉得定期约上朋友一起锻炼更容易开始行动，也更容易持之以恒。

如果脚痛，或者膝盖受损，可以在足科医生、物理治疗师，以及费登奎斯（Feldenkrais）[1]或亚历山大技巧（Alexander Technique）[2]习练者的帮助下，更换鞋子，或者改善姿势、步态。保持灵活性，在一种运动无法进行之后，愿意代之以另一种：如果没法继续跑步，尝试水下有氧运动；如果没有舞伴，尝试希腊舞蹈或乡村系舞蹈。不管发生什么情况，坚持运动。

即使在这个相对高龄的时候，身体的恢复力也令人惊讶。患上糖尿病时，曾参加过马拉松比赛的美联社前记者汤姆·墨菲（Tom Murphy）62岁。他一直从事一份压力巨大，又不令人满意的工作，他自谓陷入了"我妈妈的习惯，主要的饮食是饼干、冰淇淋、冷冻比萨、丹麦甜饼和大量的面包"。

---

① 费登奎斯方法属于一种肢体重建、身心整合的临床治疗学派，其创始人为摩谢·费登奎斯（Moshé Feldenkrais）。——编者注（如无特殊说明，本书页下注均为编者注）
② 亚历山大技巧是一种学习和教育技术，其目的在于指导学习者觉察及克服个人活动与思维模式中的惯性限制。当中会处理的第一项又最常见的限制，乃是不必要的肌肉紧张。

他找了一份新工作，从旧金山郊区搬到了门多西诺郡乡下。同新任家庭医生见面时，他体重 225 磅（约合 102 公斤），有三种不妙的晚年健康预警信号：高胆固醇、高血压和高血糖。医生很惊愕，建议他立即看心脏科医生，并开始服用降胆固醇的他汀类药物、降血压的利尿剂和降血糖的二甲双胍。

19

汤姆的很多朋友和家人已经在服用这些药了，他从他们的身上看到了自己的未来："我有一个朋友因为糖尿病双目失明，另一个不能走路，还有一个死于心脏病。他们都可以在 50 多岁时改变饮食方式，可惜拖的时间太久了。我不准备犯同样的错误。"

他服用降压药降低中风风险，但在增加其他药之前，他要求有一个宽限期。他说："接下来是情绪非常动荡的三个月。对我来说，改变生活和饮食方式的重要性超过了工作、朋友、阅读，甚至婚姻。"他每天早上慢跑 2 公里，刚开始的时候，速度很慢，后来逐步提高速度，增加距离。他戒除了所有加糖的食物，以及其他"让我的生活变得'油腻'的东西"。

他努力改变睡眠模式。他经历了剧烈运动的高潮体验，以及随之而来的肌肉疼痛。他奋勇搏击戒糖带来的药物戒断般的反应，用他的话说，如同"面对多种要命的疾病带来的压力"。为了坚持下去，他把吃的东西和锻炼的时间记录下来，并求助于妻子和一位朋友——这位朋友在没有采用药物治疗的情况下，成功地控制了她的 I 型糖尿病。

三个月后，他的胆固醇水平有生以来第一次达到正常值，血压也恢复了正常。他的血糖水平下降了1/3以上，只比正常值略高一点点。他的饮食主要是妻子在园子里种的新鲜蔬菜，以及少量的火鸡瘦肉、奶酪、糙米、全麦面包及无糖果酱。他每天慢跑两英里（约3.2公里），还骑自行车。他体重170磅（约77公斤），什么药都不用吃。"是的，很难，"他说，"现在仍然很难。但我的医生很满意，我再也不会回到以前的状态了。"[9]

## 在预防医学领域寻找盟友

20　　在这个阶段，对你最有帮助的是优秀的家庭医生，他会指导你如何预防疾病。每年参加一次吸烟、饮酒或者体重控制讲座是不够的。你需要有人积极推介你接受物理治疗，或者加入一个有效的支持小组，比如，嗜酒者匿名互戒组织、戒烟组织，或者由各地的许多 Y 健身俱乐部提供、医疗保险覆盖的糖尿病预防课程。如果你改变生活方式以后，血压、胆固醇或血糖还是很高，那就和医生谈谈药物治疗方案：对于还有 10 年以上寿命的人来说，药物治疗方案收益很大。

你似乎还不迫切需要老年病医生——也就是专门研究衰老身体的医生。但不管怎样，在发生健康危机之前，找到将你作为一个完整个体来关照的医生非常重要。许多优秀的医生拒绝接手新的医疗保险病人，但他们继续为已经与他们建立了长期关系的老年人提供服务。找一个真正关心病人的医生，如果你不满意你的医生，那就换一个。是时候找一个能长期陪伴你的人了。

如果你的家庭医生比你年长，考虑找一个比你年轻的，他／她不会在你去世之前退休，并且办公室就在你家附近。（同样的选择标准也适用于牙医、美发师和汽车修理师：今天开车 30 公里对你来说很轻松，明天可能就不那么容易了。）

利用每个机会与一位医生建立融洽的个人关系，在我们大多数人遭遇的支离破碎的医疗世界中，他将是一个关键人物。让你的医生在电脑上搜索一下，给你做一次全面体检。时下医疗保险和一些私人保险补偿各种"健康"约诊，包括介绍性访问、一年一次的认知评估和预立医疗规划。这些做法帮助医生了解你，并确保你们拥有相同的目标。

## 权衡医疗风险

受益于他所说的老年医疗保险"从头到尾的保障"，道格·冯·科斯做了白内障手术和双侧膝关节置换手术。这些都是很好的举措，延缓了进一步的残疾，减轻了疼痛，让他可以开开心心地开车和锻炼。但随着年龄的增长，许多手术的风险也增加了。英国皇家全科医学院前院长艾奥娜·希思（Iona Heath）提醒我们，衰老身体的生理机制有所不同：更脆弱，更容易受到药物、检测和手术的不利影响。这不是年龄歧视，而是以人为中心的医疗。确保你理解医生建议的所有治疗的目标：会改善你的日常功能吗，抑或是为了换取活得更久的希望，你在冒着加剧现有残疾的风险？有些人在背部手术之后疼痛加重，这个结果相当常见，以致有所谓"背部手术失败综合征"[10]。向理疗师或其他了解情况的非外科医生征求不同意见，在同意接受手术前，尝试一年的密集物理治疗或背部疼痛管理。

就像购买上市第一年的新款车是一场赌博一样，试用新的医疗技术也有危险。由于美国食品药品监督管理局（FDA）的法规存在漏洞，许多针对老年人的新型医疗器械在进入市场之前几乎没有经过审核[11]。三位著名医生在《新英格兰医学杂志》（*New England Journal of Medicine*）上撰文警告，其中一些设备，如金属髋关节，老化之后脱落的金属进入组织，导致患者残疾，有"极大的安全风险"。他们指出："植入的假体不像有缺陷的汽车零部件那样容易召回。"

最重要的是，保护你的大脑。它是你保持独立和自由的基石。60 岁以上的人发生"术后认知障碍"[12]的可能性急剧上升，术后 3 个月可能还在应对认知困惑和记忆困难。开胸手术需要连续数小时使用心肺泵，在修复心脏瓣膜的同时，有可能造成不可逆转的认知损伤。你可能会多活几年，可如果这几年你都处在一个"记忆单元"里，你可能会感到得不偿失。

## 结识左邻右舍

孤独是一种健康风险。在亲朋好友和配偶去世、婚姻或亲密关系破裂，或者成年子女离家很远的老年人中，这种情况很常见。现在，独居的美国人占人口的 1/4，已婚女性很可能比伴侣长寿，要经历一段寡居生活。如果你对独处的热爱已经演化为与世隔绝，或者唯有与老伴儿足不出户四目相对，你也许可以做出有意识的努力，与左邻右舍的年轻人交朋友，或者给他们提供指导。在紧要关头，他们比远在外地的家人更有可能提供切实的帮助。

我的邻居、88 岁的退休承包商保罗·雷克（Paul Reck）在敞开的车库门边放了一个装狗粮的塑料盆，他在那儿为船主们制作与游艇同比例的复制品。他认识所有路过人行道的狗和它们的主人。我知道我可以依靠保罗帮我组装宜家书架，或者修理摔坏的茶壶。保罗知道他可以请另一个邻居巴里帮他解决电脑问题。保罗的子女住在几小时车程之外的地方。他或者他的妻子南希需要帮助时，邻居们会施以援手。

你可以找到你自己的方式拓展和加深邻里关系，把他们变成与你相互支持的资源。你可以把邻居变成朋友， 23 把朋友变成义兄弟姐妹吗？如果你单身或者丧偶，你可以租一个房间给外国学生，邀请一个朋友同住，或者和一个朋友相约，像已婚伴侣那样，在疾病和健康方面互相支持吗？

不要忽视其他不那么正式的关系，比如，为街道那头的年轻夫妻照看孩子，为生病的朋友取东西，在邻居外出度假时帮他们收信、喂狗，这些都是建立关系的途径。将来有一天，你需要人帮你取处方药，或者搭车去医院，请求帮助时，不会那么不好意思张口。年轻时，礼貌待人、睦邻友好和互帮互助是令人愉快的便利，对于居家养老的老年人，这些是生存技能。

我们生活在一个崇尚独立的社会，对二三十岁的人来说，这是一个很棒的目标。但到了晚年，就需要培养相互依赖的精神。你主要是"接受者""交换者"，还是"给予者"？如果你是接受者，那么，请考虑成为交换者，认真记住并回报他人的帮助，即使做起来有点儿机械。如果你是交换者，不妨偶尔给予帮助而不考虑回报。如果你因过度付出感到不堪其累，可以考虑减少与接受者的交往。你现在需要的是互利互惠的关系，而不是榨干你的人。

我发现那些晚年过得好，在家安然去世的人，往往在一起缝纫的同伴、一同唱歌的朋友或教会团契中，找到了"群伴"。他们患病以后，群伴们前来帮忙，分担照顾病人的负担，免得全部任务落在一个精疲力竭的家庭成员身上。

最重要的是，我希望你与他人建立的沟通关系给你的生活带来乐趣和意义。你越清楚让你的生命值得活下去的理由，你想得越透彻，在生命接近尾声时，你越能将其牢记在心，作为医疗决策的指导。"那些值得效仿的长者，"道格·冯·科斯曾经写道，"知道他们很快就会失去生命——因此他们慷慨地把生命送给身边的人。"道格领导着一个男子合唱团，每月演唱一次。他和一些朋友经常表演神秘的诗歌颂唱。他们把这些诗歌背下来，通过演出造福当地的慈善机构。

道格做膝盖手术时，他最心爱的一个孙子从科罗拉多飞过来照顾了他五个星期，直到他恢复驾车为止。比他年轻10多岁的朋友们过来帮他做晚饭。他带领的男声合唱团——他最亲近的盟友——有两位成员做好了准备，发生紧急情况时，他们会放下手上所有的事情。因为他为别人付出，别人也为他付出。

## 了解你的医疗权利

在这个回避讨论死亡的文化中，不容易在拥抱生命的同时，对死亡进行思考。鼓起勇气和智慧打破这种沉默，与你的医生和家人进行交谈，这会影响你最终的死亡状态。TED演讲者朱迪·麦克唐纳·约翰斯顿（Judy MacDonald Johnston）协助照顾了他两位死于痴呆症和癌症的朋友，用他的话说："思考死亡是一件令人恐惧的事情，但提前计划是务实之举，在我们生命的最后日子里，将带给我们的心灵更多的安宁。"

那次差点儿发作心脏病之后不久，道格和十几位老人齐聚在一个朋友家里。他签署了授权文件，委托儿子在自己无法做出医疗决定时，代他做决定，并填写了一份"预立医疗指令"（AD，也叫"生前预嘱"），列出了他昏迷或者濒临死亡时，想要（和不想要）哪些医疗措施。

大多数人已经屡次接到填表要求。70% 的人还没有采取行动。如果不把预先订立医疗指令视为一份吓人的文件，而是一种精神成熟的行为，那对我们也许有帮助。

25 临终时，你希望得到怎样的对待？为了回到凡尘俗世，你愿意忍受多少痛苦和体能的丧失？没什么比思考对这些事情的感受更深刻的了。在爱你的人为你做出对他们而言从未有过的艰难决定时，没什么比给他们明确的指导更慈悲的了。没什么比保护自己免受不必要的治疗让你更具主动性——这些治疗往往使现代人的死亡丧失了人性。

现代医学技术放大了控制临终过程的斗争，但这并不是什么新鲜事。纵观历史，医生有时未能给予足够的止痛药，或者罔顾死者的意愿，继续拼命挽救病人的生命。医学历史学家迈克尔·斯托尔伯格（Michael Stolberg）在《姑息治疗史》（A History of Palliative Care）一书中讲到，1560 年，路德教会牧师、马丁·路德的亲密合作伙伴菲利普·梅兰赫顿（Philipp Melanchthon）濒临死亡，脉搏细弱，手脚冰凉，时而清醒，时而昏迷。他的医生反复尝试让他苏醒，先是揉捏他的四肢，然后想让他坐起来，还往他的身体上涂抹兴奋剂。

63 岁的梅兰赫顿表示抗议："你为什么妨碍我的安宁？让我宁静地死去，不会很久了。"他很快就去世了。

1791 年，米拉博伯爵（Comte de Mirabeau）请求医生让他尽可能温和地死去："请答应我，不要让我遭受任何不必要的痛苦。我想毫无保留地享受我所珍视的一切。"米拉博是法国大革命早期的一位领导人，当时 50 多岁。他死于心包炎，这是一种围绕心脏的囊性炎症。斯托尔伯格写道，伯爵的一位医生在回忆录里说，"医生让病人遭受痛苦，原因是害怕过早结束他们的生命，在这个案例中，是因为他们彼此之间缺乏共识。"——这仍然是一个屡见不鲜的问题。

米拉博已经痛得说不出话来，他要了一张纸，写了 <sup>26</sup>"多米尔"（睡眠）这个词。他想要鸦片，但医生卡巴尼（Cabani）假装不明白他的意思。当晚深夜时分，卡巴尼的态度缓和了，但第二位医生认为时间未到。几个小时后，两位医生达成共识了，可为时已晚，无法在米拉博死前配制好药物，并送到他的城堡。他痛苦地喊道："我受骗了。"然后说了这么一句饱含愤怒与柔情的话："哦，医生，医生！你不是我的医生和朋友吗？你不是答应让我免于这样痛苦的死亡吗？你想让我留下错误信任你的遗憾吗？"这是他最后的遗言，卡巴尼写道："在后来漫长的岁月里，这句话不断在我耳边回响。"

当今的临终者及家属有类似的说法，"生前预嘱"是第一道防线。许多人认为，要在进入昏迷状态，或者活不过六个月的时候，才可以拒绝医疗。另外一种普遍的看法认为，法律和希波克拉底誓言，特别是"不予伤害"这句话，迫使医生延长患者寿命。这两种说法都与事实不符。美国最高法院认定，且所有主要的医学协会都赞同，任何时候，出于任何理由，每一位有行为能力的成年人都有法定权利拒绝任何形式的医疗，或者要求解除医疗措施。这不是自杀，也不是协助自杀、杀人，或者安乐死。这是顺其自然，是属于你的法律权利和道德权利[13]。

这些宪法权利得到申明，多亏了 1980 年代一位奶酪厂年轻女工的父母。她叫南希·克鲁赞（Nancy Cruzan），时年 25 岁。1983 年 1 月一个寒冷的夜晚，她离开位于密苏里州迦太基郊外的一家酒吧，独自开车回家，她的车在结冰的路面上打滑，冲出了公路。她的身体从车子里面弹了出来，脸朝下，跌在一条灌满水的

沟里。大约 14 分钟后，医护人员赶到现场。他们猛击
南希的胸部，震动她的心脏，直到它恢复跳动，空气进
入肺部，双肺上下起伏。但南希的大脑严重受损，再也
不能说话，也不认识家人。她既不能吃东西，也不能吞咽，
她住在一家政府财政资助的疗养院里，靠一根饲喂管维
持生命。家人认识的那个南希·克鲁赞"本人"消失了。

南希的父母都是虔诚的天主教徒，六年后，他们
不顾密苏里州法院的反对，向美国最高法院提出上诉，
要求允许撤除女儿的饲喂管——它让他们的女儿不死不
活，处于一位医生所说的"活地狱"。观点分歧严重的
最高法院确认，任何智力健全的人都有拒绝治疗的权利。
最高法院明确认定，饲喂管是一种医疗措施，但密苏里
州可以要求提供"令人信服的证据"，表明克鲁赞的意愿。
（这个裁决及其他类似裁决催生了"预立医疗指令"。）
1990 年，密苏里州的一个下级法院采信了额外的证词，
允许撤除饲喂管。圣诞节后的一天，在那场致命的事故
发生 7 年之后，南希·克鲁赞摆脱了漫长的、被技术化
阻碍的死亡过程。

克鲁赞一案让许多外行人士认识到医德的四大支柱
之一——病人的自主权，即决定和拒绝医疗的权利。（其

他三个支柱是公正地对待病人、有益于病人，以及不伤害病人。）终止病人不喜欢的医疗措施并不代表医生违反了希波克拉底誓言。这是对病人自主权的尊重。

然而，实际情况是，如果你没有相应的文件，在大多数急诊室，医生默认的做法是尽一切可能避免死亡，即使徒劳无益，并加剧了你的痛苦。在有人提出"够了"之前，治疗通常不会停止。以下两份文件有助于你或者代你发言的人，充满信心地表达这个意见。

28 如果你不能表达自己的意见，**"持久性医疗授权委托书"**指定一位医疗发言人或决策者（技术上称为"代理人""医疗授权委托人""医疗保健代理人"或"医疗保健代表"）为你说话。理想的代言人住在你家附近，知道你重视什么，愿意直言不讳，愿意在紧急情况下放下其他事情，与人相处融洽，并且勇于担当。很多人选择配偶或子女作为代言人，但家庭成员不一定总是最佳人选。如果我得了重病，我担心我丈夫布莱恩情绪不稳定，所以我选择了一位相识30年的朋友。她头脑冷静，能够贯彻承诺，理解我的价值观，表述清晰，不介意发表自己的意见。

下一条保护线是**"生前预嘱"**，或者**"预立医疗指令"**。

这个样板文件通常只涉及你在昏迷、接近死亡，或者"不太可能活过来"的情况下出现的精神和医疗困境，很少涉及停用除颤器之类内置医疗设备的问题，或者在痴呆的情况下，如何做出医疗决定。你可以根据自己的意愿进行修改，因为它的主要作用，是给你的医疗代言人提供非正式的指导。如果你想就医疗措施做出更严格、更具约束力的限制，那么，你或者你的律师应该要求医生签署"免做心肺复苏指令"（DNR），以及名为"维持生命治疗的医嘱或者医疗指令"（POLST 或 MOLST）的文件。这些文件由医生签署，效力强于"预立指令"。它们适用于所有身体虚弱的人士，第五章"纸牌屋"将进行充分的讨论。

你可以从医疗保险计划中免费获得"预立指令"，也可以在线从 Conversation Project 或 Mydirectives.com 上获得，他们会通过电子邮件，把副本发送给你需要通知的人。如果你犹豫不决，我特别推荐名为"五个愿望"[14]的文件，只需花费 5 美元，就可以从 AgingwithDignity.org 上获得这个文件。这个文件简单明了，帮助你想象和描述你对"好死"的憧憬，例如，它询问你是否愿意用精油按摩身体，又或"如果你喜欢听人读诗给你听，你想要听到哪些诗"。以下是一些样板：

我希望的舒适水平（划掉你不想要的）：

· 我希望经常洗热水澡。我希望随时保持清洁，身上没有异味。

· 我希望保持嘴唇和嘴巴湿润，避免口舌干燥、嘴唇开裂。

· 临死时，我希望有人给我朗读赞美诗和我喜欢的诗。

我希望人们这样对待我（划掉你不想要的）：

· 我希望在靠近床头的地方摆上家人的照片。

· 我希望有人握着我的手，尽可能对我说话，即便我似乎对声音或触摸没有反应。

· 如果可行，我希望在家里死。

我希望家人知道（划掉不需要的）：

· 我曾经伤害过家人、朋友和其他人，我希望得到他们的谅解。

· 如果为我举行追思会，我希望包括以下内容（列出你对音乐、歌曲、诵读资料的要求，以及其他方面的具体要求）。

形式只是对话背后的象征。比文件更重要的，是确保你的家人和你最亲密的朋友接受死亡的现实，并坚决按照你的意愿行事。家庭内部无法达成共识的情况下，谁的态度最坚决、嗓门儿最大，医生往往就按照谁的意见办，这往往意味着继续进行不必要的治疗。为了避免出现这种情况，建议你在每年元旦这一天，围着厨房餐桌，跟家人聊聊那些曾经令你恐惧或者鼓舞过你的死亡故事。有些家庭成员可能需要好多年的时间才能接受你最终会死去的事实，所以，给他们时间，但要经常重温这个话题。不要仅仅局限于预立指令涵盖的枯燥细节，谈谈你的最终目标——一个"好的死亡"，无论这对你意味着什么。你想在家中离世，死的时候让你的爱犬上床陪着你吗？你希望足够清醒，可以交代遗言和表达最后的祝福吗？又或者，你更关心疼痛控制，即使你会因此昏昏欲睡？你想留下一份美好的情感遗产，确保你的死亡不给家人造成心理创伤吗？我认识的一位单身女性和几位朋友聚在一家咖啡厅，他们同意担任她的医疗代言人，他们吃着杯子蛋糕、喝着咖啡，在填写表格之前，用了一个多小时详细讨论各种细节。

　　填好表格后，不要把它往家里的文件堆里一丢了事。

至少发送一个副本给你的家庭医生、医院、家庭成员和你指定的代言人。如果填写表格让你觉得太难受，你可以手写一封信[15]给代你做医疗决定的人——把信寄给他。告诉他们什么样的生活对你有价值，如果不能再过这样的生活，你希望拒绝哪些治疗。对你来说，哪些事情至关重要，是爱和被爱、用语言表达自己的想法、种花、自己进食，还是缝纫？你觉得哪种程度的依赖、自由丧失、疼痛或不适太"难以忍受"？对自身未来脆弱的考虑和对生命有限性的接受——这样的事情不应该被简化为在一份法律表格上打钩。这是一种现代人的生死过渡仪式。

31

## 观照心灵

道格是个依循习惯生活的人。每天早晨起床后，他整理好床铺，冥想 20 分钟，用自己的方式做明确祈祷（affirmative prayer）。他提醒自己要无条件爱自己和孙子女，让"上帝的爱、和平、荣耀和光明"通过他传递。他点起蜡烛，为他知道生了病或者快要去世的朋友祷告。他在脑海里罗列令他心怀感激的事情：有栖身之所，门口没有虎视眈眈的豺狼，又获得了一天的生命。

在人生的前 2/3 段，人们通常致力于学习技能，建立生活、事业和家庭，以及获得世俗地位。生命的最后 1/3 段有它自己的发展任务，一般涉及从个人主义奋斗向更加慷慨的转变，并反思所有工作的意义。你面对的挑战以及获得的满足感，就是把你的学识与为人风范回馈给这个世界。安静的思索有助于实现这个转变：从自我关注到慷慨大方，从求取到给予，从为丧失感到悲痛到接受现实。

许多人在晚年回归童年时期接触过的宗教，或者探索其他的灵修方法。你可以考虑这样做，每天在同一时间花半个小时冥想。你可能比家里的其他人起得早，给自己营造一个因鲜花、照片或美景而美好的所在。有些人只是静坐，享受呼吸的感觉，让念头自由地生灭。另一些人祷告、读诗，诵读宗教文本，或者跟随音频、视频冥想。关键是找到一种滋养你的方法，每天在同一时间忠实地操练，直到身体适应这个习惯。随着时间的推移，感知**存在**而不是**作为**的日常仪式会变得越来越重要。死亡来临时，为存在感到舒服就够了，因为除了放手，别无选择。

32 　　像许多智慧传统一样，你可以考虑把对死亡的思索作为灵修的内容。你并不会因此早逝，相反，它帮助你更加热烈地欣赏你今天的生活。在许多佛寺里，和尚和尼众每天都要诵念名为"我天生就要变老"的祷文：

> 我无从逃离变老。
>
> 我天生会患病。我无从逃离患病。
>
> 我天生会死。我无从逃离死亡。[16]
>
> 我钟情的一切，我爱的每个人，都会改变。与他们的分离无可避免。
>
> 我的行为是我唯一的伴侣，它们是我立足的根本。

　　秋天，在世界各地举行的罗什·哈沙纳仪式上，犹太会众都会吟诵：只有上帝知道来年"谁会卒于火与水，谁会倒在刀剑下，谁会成为野兽口中食，谁会因饥渴而亡"。人是"如草会枯萎，如花会凋谢，如转瞬即逝的阴影，如掠过头顶的云霞，如吹过的风，如浮尘，是的，又如消失无踪的梦幻泡影"。我发现这些自然的意象很美，有安抚人心的力量。它们让我意识到，生命的短暂、疾病、衰老和死亡并不像我们这个"一切皆可为"的社会所认为的那样代表着失败。我们是出生、成长和朽坏这个永恒循环的一部分。

准备方法：

33

- 储备身体、社会和精神资源，着手规划如何实现好死，在你还有可能的情况下，扭转健康问题。
- 从最依赖自身，最不依赖医疗的事情开始。每天进行半小时以上剧烈而欣快的运动。
- 获得嗜酒者匿名互戒组织、匿名毒品成瘾者协会、Y健康俱乐部糖尿病预防班或戒烟诊所的支持。如果你的血压、胆固醇、血糖居高不下，记得服药。
- 找一个强调预防的医生或健康系统，在你无法驾车时仍可到达，并将陪你度过漫长的旅程。
- 结识邻里，结交年轻朋友，帮助生病的朋友，找到指导他人及为他人付出的方法。
- 选好医疗代言人（正式名称是医疗授权委托人、代理人、医疗保健代理人或代表），公开表达你的恐惧和愿望。
- 签署一份预立医疗指令，上 Conversation Project 和

mydirectives.com 免费下载，或者填写"五个愿望"。可以花 5 美元向 agingwithdignity.org 网站购买这个文件；邮址：P.O.Box 1661，Tallahassee，FL 32302。

· 不仅要为死亡做好准备，还要为可能的长期残疾做好准备。填写表格，让一位值得信任的朋友或配偶担任你的医疗保险"授权代表"，让他们访问你的医疗记录，并担任你的持久财务授权代表。

· 让家人充分了解你的想法，谈谈你对"好死"的理解。

· 进行简单的日常灵修，包括半小时的安静时间和一份感恩清单，为你的灵魂提供滋养。

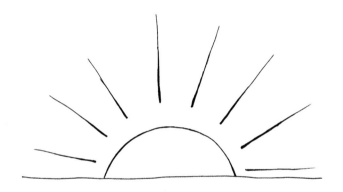

## 第二章

# 慢 下 来

少即是多·简化日常生活·在慢医疗、
老年病学领域和优秀的医疗保健机构里找到盟
友·审查药品·减少筛查·坦然接受丧失

## 毫无准备 [1]

我们猝然步入了人生的午后，更糟糕的是，我们的脑子里怀着种种错误的假设，以为过去理解的真理和思想仍然适用。但我们不能按照人生上午的方案度过人生的下午，因为上午的美好事物到了晚上就毫无价值了，上午的真理在晚上就成了谎言。

——卡尔·荣格

无为也是一种良药。

——希波克拉底

如果下列描述 [2] 符合你的情况，那么，这一章对你 有帮助。

· 你费了一些劲才吹灭了上一次生日蛋糕上的蜡烛。

· 有时候你会说"我的情况今非昔比了"，即便只是在心里这么觉得。

· 你至少看其中的两种医生：肾科医生、肺科医生、泌尿科医生、内分泌科医生、胃肠科医生、神经科医生或者心脏科医生。

· 日常至少服用三种药物。

· 抵抗力下降了。一场感冒、流感或者轻伤，就可以让你整整一个星期都觉得虚弱乏力。

· 认知能力也下降了。如果喝水太少，睡眠不够，你感到昏头昏脑，或者患上尿路感染。

· 动作速度放慢了，带给你满意感的事物不同于过往。你倾向于水下漫步，而非爬山；倾向于打太极拳，而非跳拉丁舞；倾向于拍照，而非骑自行车。

· 你没进养老院。你不经常跌倒。你仍然可以自己从椅子上站下来，在平地上可以凭自己的力量走上半英里。
（如果以上任何一项已面临困难，那表示你处于严重脆弱的状态，可以直接跳到第五章"纸牌屋"。）

## 少即是多

38 劳拉·拉马尔（Laura Lamar）在芝加哥任注册护士、律师及医院风险管理主任。她父亲是一名医药推销员。多年前，她去加州中部海岸度假时，在一家餐馆与70多岁的退休教师玛吉（Marj）相识。两位女士很快热络起来：她们都有黑色幽默感和浓厚的生活乐趣。玛吉的丈夫是一位建筑师，他去世之后，玛吉全靠自己，她尽可能充分地利用余下的时光。

两人保持着联系。劳拉一到西海岸就和玛吉一起喝鸡尾酒、郊游。时光荏苒。玛吉发作了几次轻微的中风，90岁以后，她卖掉房子，搬进了蒙特里一个可以观看海景的辅助生活机构。她的平衡能力下降了，经常头晕，有时候会思绪无着。她开始使用助行架。但她与劳拉的友谊依然牢固，劳拉不断来访。

一个夏日，两人在玛吉住处的餐厅吃午饭时，玛吉意识到午间忘了吃药，便请劳拉帮她去房间取来。劳拉在厨房柜子里发现了22个排列整齐的药瓶，这些药是6个不同的医生开的，购自4家不同的药店。"没人有预见性，"劳拉说，"早晚要出大问题的。"

玛吉服用的药物分别治疗臀部疼痛、失眠、便秘、皮肤瘙痒、高血压、胃酸返流和其他常见的老年病痛。针对高血压，心脏科医生给她开了一种会引起失眠的降压药（Lopressor，即美托洛尔），于是另一位医生给她开了安眠药。另一种血压药（来适泄锭［Lasix］，一种环利尿剂）导致皮肤瘙痒，为此她在服用苯海拉明（一种治疗过敏的抗组胺剂），而苯海拉明又导致便秘，所以医生让她口服比沙可啶（一种刺激性缓泻剂），这种通便的栓剂可能会引起眩晕……就这样形成了一个恶性循环。架子上的每种药都有一种副作用，于是又用一种新药来抵消这种副作用。比沙可啶、苯海拉明和另一种叫泰胃美的药都会引起眩晕，对一个骨骼脆弱、平衡能力不稳定、必须依赖助行架的老年妇女来说，眩晕是一个严重的风险。苯海拉明和安眠药也有抗胆碱的作用，是一组有潜在危险的常用药，可能会引起思维混乱，大大增加患痴呆症的可能性。

劳拉带着几个药瓶回到餐厅，在玛吉身边坐下来，对她说："这真的真的很危险。我都很难弄清楚这么多种药——你都92岁了！你介不介意我和你儿子谈谈？"

玛吉有三个儿子，他们都住在俄勒冈边境附近，开车要五个多小时才能到达。那天晚上，她给其中一个儿子打了电话："这本不关我的事，但我不能不管这个闲事，因为我爱你妈妈。"她介绍了情况：各种药片、多个医生和药房，各自为政，互相不通音讯。劳拉建议找一位老年病专家——研究老年健康问题的专家，做一次"药物审查"。全美只有7500名老年病专家，他们服务超过1200万的老年人口，经过长时间的查访，玛吉的儿子约到了一位。专家的诊所在30英里之外。玛吉把所有的药全部放在一个纸袋里，乘坐她儿子租好的车去了医院。

玛吉终于找到了这样一位医生：他把她看作一个完整的人，而不是一组功能失调的器官。在接下来的一年里，这位"全科医生"让她戒掉了苯海拉明、美托洛尔、比沙可啶和另外14种药。过程很慢。医生为她尝试副作用较小的药物，逐渐降低剂量，并推荐非药物替代方案。玛吉开始每周游泳5次——她原来每周游2次，现在增加了3次。她的臀部疼痛减轻了。她在饮食中增加了富含纤维的水果和蔬菜，便秘和胃酸返流的情况得到

40

了缓解；这一年年末，她在吃的药只有 5 种，既节省了开支，身体上的感觉也好多了。"她的头脑更加清醒，不再头晕，步态和平衡性都改善了，睡眠也比过去好，不再发生失去头绪的情况，"劳拉说，"她只是需要有人站出来为她说话。"

在我称之为"慢下来"的这个阶段，衰退主要是一种感受，并不体现在外观上。视线模糊，关节疼痛，肌肉萎缩，耐力减退，免疫系统弱化，骨头脆性增加，一天中总会遭到几次小小的记忆闪失的困扰。疾病日积月累。

药柜里放满了药瓶，日历上标满与医生的约会。身体越来越容易被一些小恙击垮，这些问题原本不值一提。康复需要更长的时间，有时候再也无法恢复到原来的"正常"状态。大多数人在 70 岁以后开始慢下来，但有些人才五六十岁就患上了慢性病，他们敏感地意识到自己已经处在这个阶段了。

坚持上一章建议的生活方式做出改变，特别是锻炼，因为它可以延长你保有良好身体功能的时间。但无论怎样，衰退终将来临。简化日常生活，在支离破碎的医疗系统内拼凑一个协调的医疗团队，在面对高龄和慢性病的时候，平和地接受丧失，理解医学的局限性，这样一来，就更容易过上尽可能快乐、健康的生活。

## 简化日常生活

随着能量成为宝贵而有限的资源，简化生活成了一种生存技能。我学会了警觉"再多做一件事"这种病，比方说，试图在周末计划中再塞进一部电影、一顿晚餐、一次自驾游，或者一次聚会。我和我丈夫都发现，减少项目以后，我们更享受在做着的事情。我们试着放下不重要的事情，坚持那些我们感到最有意义、最舒适、最快乐的事情。这是一个认真思考什么对你最有价值的大好时机，请一定把你宝贵的生命用在这些事情上。

换一所小一些的房子，减少草坪面积和共同基金账户数量，把账单设定为自动支付模式，清理物品，这些做法有助于你保持更长时期的独立。随着精力和头脑清醒程度下降，把日常生活任务保持在可控范围以内。你也可以将简化原则适用于拜访的医生数量、接受的健康检查次数，以及服用的药片种类。

## 在慢医疗、老年病学领域和优秀的
## 医疗保健机构里找到盟友

这时候，你需要调整对医疗的预期了。年轻时有效的方法现在可能不起作用了。以前，检验、药物和手术的快速实施可能攸关生死，但快医疗可能会让衰老脆弱的身体承受不必要的风险。在一位医生的指导下，深思熟虑、协调配合、不那么激进的医疗，效果往往更好。在老年医学、初级保健和家庭医学领域寻找盟友，这些人明白，晚年的健康问题通常由多种因素引起。效果最好的往往不是某种杀手锏，而是许多适度的修补。

2002 年，意大利心脏病学专家率先提出了慢医疗哲学，2008 年，通过达特茅斯医学院老年病学家、已故的 42
丹尼斯·麦卡洛（Dennis McCullough）里程碑式的医疗手册《我的母亲，你的母亲：拥抱"慢医疗"，以富有同情心的方式照顾年迈的亲人》一书，这个理念一时风靡美国。按照麦卡洛的描述，针对老年人的慢医疗，其特点就是医学上的极简主义、深思熟虑的协同决策，以及防止过度治疗。他警告说，在这个健康阶段，"考虑不周的测试、药物或医疗措施造成的威胁，严重程度比根本不采取行动更甚。睡眠不足、消化不良、尿失禁、便秘、抑郁……这些问题很少有单一药物能够'治愈'。"[3]寻找肯花时间与你建立信任关系的医生。尽量找那种会了解症状、仔细询问病史，接触你、倾听你，愿意从容弄清楚问题的人。用心脏病专家、慢医疗先驱阿尔贝托·多拉拉（Alberto Dolara）的话说："做得更多不一定意味着做得更好。"

鉴于我们的医疗保健体系存在的差距，这也许无法实现，但仍值得一试。单独执业、根据服务收费的医生为病人提供这种周到的照顾，遗憾的是，他们得不到很好的补偿。"在一次就诊中花适量的时间处理几个医疗问题，"一位前初级保健医生说，"可能需要一个小时……之后还要花更多的时间接听电话、做笔记、完成文案工作。运营一个机构每小时要支出三四百美元，可医疗保险并不承担这笔费用，所以，服务这样的病人入不敷出。"[4]这就是初级保健医生把他们转介给专科医生而不讨论整体情况的原因，结果病人就有了一群互不通气的专科医生。

出于这个原因，许多优秀的初级保健医生都逃到医疗保健组织去赚取工资，从经营一个小诊所的头疼中解脱出来。如果你足够幸运，生活在一个有优秀医疗保健或医疗保险优势计划（Medicare Advantage plans）的地区，并且没有什么奇特的健康问题，那就可以考虑放弃收费服务的医院，选择一个健康管理机构（HMO）。

全面覆盖的健康管理系统[5]，比如规模庞大、评分很高的"凯撒永久"医疗集团（Kaiser Permanente systems），提供健康管理服务，收取固定的月费，如果你年满65岁，这笔钱由医疗保险优势计划支付。因为你的所有医疗费用都由健康管理组织负责，所以保持你身体健康、不住院符合他们的既得利益。

你的医疗保健通常更有协同性，在全美质量和安全评分上，像"凯撒永久"这样的健康管理组织经常名列前茅。他们不是按照单个手术之类的治疗获得补偿，所以，不给你［过度］治疗，与其说是为你着想，不若说是为了他们能获利。健康管理组织经常提供课程和支持小组，帮助你预防跌倒或糖尿病，从而帮助你为自己的健康负责。他们的医生依照循证医学做决定，提供疗效得到证实的治疗，而不是基于传统、医生习惯、"直觉"、收费激励和药物促销之类的考虑。

健康管理系统并不是对谁都合适。他们的医生也要在太短的时间内应对太多的病人。看专家需要初级保健医生的转诊证明。除非你通过一个耗时漫长的过程，证明"医学上的必要性"，否则，健康管理组织的医生不会因为你在电视上看到一种新药广告就给你开这种药，也不会支持你去问诊针对你病症的全国知名专家。

在你年轻、身体健康，或者患上一种受益于专科治疗的罕见癌症时，这些限制可能让你宁愿保持选择的开放。在一次性的健康危机中，你（或是爱你的人）可能有时间和精力在网上搜索排名，找到一个接受你那种保险的专科医生。但随着年龄的增长，花样百出的健康问题成倍增加，想想那些混乱和支离破碎的自由选择所耗费的时间和精力。许多医疗保险优势计划的月费低于按服务收费的传统医疗保险，还有一些计划提供额外津贴，如锻炼计划、口腔保健和配眼镜。

如果你所居住的地区，幸运的开设有"凯撒永久"或者本书附录列明的其他优秀非营利性医疗保险优势计划，我强烈建议你考察一下。优势计划有一个内置的财务激励机制，鼓励为有多种健康问题的人提供更好的协调护理，在照顾临终患者方面，优势计划有更为良好的记录。2018年，奥巴马政府健康政策顾问、生物伦理学家伊泽基尔·伊曼纽尔（Ezekiel Emanuel）在《美国医学杂志》上撰文称："在生命末期护理方面的几乎所有质量指标上，参加医疗保险优势计划的终末期病人得到的护理都优于参加收费医疗保险的病人。"在生命的最后三个月，很少有人住在医院，或者入住ICU，接受临终关怀的人更多，更多的人在家里而不是在疗养院离世。

但在不同的地区，优势计划的质量差异很大。语言治疗师艾米·勒斯蒂格（Amy Lustig）提醒说，许多参加标准医疗保险的顾客获得了一系列更好的、由保险覆盖的服务。请查阅《美国新闻与世界报道》的年度优秀机构名单。

如果你所在的地区没有优秀的独立医疗组织，或者没有医疗保险优势计划，你可以寻找在当地有良好声誉的非营利性医疗机构，这些机构由社区领袖发起，不同提供者（如医生、医院、疗养院和家庭护理机构）之间有相互协作的传统。找一家覆盖它们的保险公司。

如果负担得起，你可以选择优秀初级保健医生提供的"专属服务"。因为按照一般医疗保险费的高限收取费用（从每月 100 美元到几千美元不等），这些医生接诊的病人数量更少，在每个病人身上花的时间更多。"专属服务"听起来可能有些倨傲，但许多专属医生致力于提供时间密集的高质量医疗服务，他们在一个破碎的体系中拼凑出一种资金模式，因此才能做到这一点。我认识的采取专属医疗服务的人往往对其一流的医疗服务更为满意。

## 审查药品

美国人有个颇可商榷的特点——他们是地球上最爱吃药的人。除了几个显著的例外，吃这么多药并没有明显改善健康。在 65 岁以上的美国人中，服用 4 种以上药物的人占 40%，许多药会增加跌倒、形成痴呆症或者损伤重要器官的风险。65 岁以上、因药物反应看急诊的人占所有急诊病人的 25%[6]，占错误用药住院病人的 50%，其中有些错误用药是致命的。这个问题如此普遍，因此赢得了自己的医学标签：多重用药。

因为你的肾脏和肝脏现在的工作效率降低了，药物在组织中停留的时间更长，产生的副作用更多。对一个有过剩神经连接（科学家称之为"认知储备"［cognitive reserve］）的年轻人来说，一种导致人昏昏欲睡的药可能跟一场宿醉的后果差不多。可同样的副作用却有可能导致老年人跌倒，或者忘记炉灶上的锅，从而促使焦虑的成年儿女过早地采取不必要的举动，把他们送进辅助生活机构。

过度用药的根本原因，主要是下处方的医生太多。解决这个问题，长期方案是优化协同医疗，中期方案是简化用药方案。如果你服用的药物超过 5 种，请找初级保健医生、老年病医生或具有老年医学专业知识的药剂师做药物审查（无其他目的[7]）。（也可以访问 Drugs.com 网站，或查询《医生的案头参考》［The Physician's Desk Reference］——大多数图书馆都有收藏。）

把所有药，包括保健品，全部放进纸袋。向医生了解每种药的用途[8]，以及是否会引起恼人的症状，特别是头晕、跌倒，或者精神错乱。是放大、抵消你服用的另一种药的效果，还是与之相互作用？会增加患痴呆症的风险吗？是最便宜、最安全的选项，并且采用的是最低有效剂量吗？有效吗？如果六周后你还没感到积极效果，可以放弃吗？这种药的目的是解决另一种药的副作用吗？如果是，能否同时取消这两种药，干脆忍受本来的问题？

这里的关键是辨别力。例如，有证据表明控制血压和血糖可以挽救生命，延迟身体残疾的发生。有效的疼痛管理同样至关重要，因为身体有疼痛的人锻炼更少，感觉更痛苦，人际交往减少，身体功能不良。建议别碰以下药品，因为它们对平衡性和大脑产生威胁，不利于继续保持独立：

**降胆固醇的他汀类药物**[9]对 70 岁以上、没有心脏病史的人，效果可疑。这种药旨在降低心脏病发作和中风的风险，对预期生命不超过 10 年的人来说，其好处微不足道。它的副作用包括疲劳、认知障碍、糖尿病、肌肉疼痛和损伤，增加跌倒的风险。如果你遇到一种麻烦的副作用，旧金山加利福尼亚大学医学院老年医学专家埃里克·威德拉（Eric Widera）博士建议你和你的医生考虑弃用。

**药店出售的止痛药**有一定的调节作用，但并非没有坏处。布洛芬会导致血压升高，反复过量使用会损害肾脏[10]，严重者需要做透析。许多有慢性疼痛的人受益于

持续 24 小时的低剂量泰诺（**对乙酰氨基酚**），但过量
服用泰诺是导致美国人肝功能衰竭的主要原因。**阿司匹**
**林**过量服用会引起胃出血。轮流使用少量的止痛药，用
量不要超过推荐剂量。尝试用非药物疗法管理疼痛，如
瑜伽、按摩、冥想、锻炼、物理疗法，或者许多医院和
健康系统提供的正念减压疗法。

**抗胆碱药**[11] 严重增加你患痴呆症的风险，多种针对
失眠、过敏、胃酸返流、感冒、尿失禁，以及肠易激、
肌肉痉挛和焦虑的处方药与非处方药都含有这种成分。
为保护大脑，最简单有效的方法，就是远离这些药。作
为一个经验法则，注意药物标签上的这些警告：嗜睡、
意识糊涂，及禁止操作重型机械。

慎用含抗胆碱的氯苯那敏（扑尔敏）、苯海拉明（苯
那准）和氯雷他定（开瑞坦）。很多药都含有这些成分。
华盛顿州一项涉及 3000 多人的里程碑式研究发现，65
岁以上、大量使用抗胆碱药的人，相比那些很少服用的
人，患痴呆症的可能性高出 50%[12]。抗胆碱药针对的往
往是一些小问题；不如寻求非药物疗法，或者等待问题
自行消失。

**泼尼松（Prednisone）和其他类固醇**通过抑制免疫

系统，减轻疼痛和炎症。这些药会增加跌倒和认知障碍的风险。除非有性命之忧，否则最好寻找替代品，即便有生命危险，也尽可能采用最低剂量，不要长时间使用。其明显的副作用包括抑郁、精神错乱、情绪波动，以及肌肉弱化、暂时性精神病和长期心脏损害。

**苯二氮卓类（Benzodiazepines）药物**[13] **和安眠药**会增加头晕、疲劳及跌倒的危险。如果你焦虑、失眠，请慎用安定（Valium）、利眠宁（Librium）、赞安诺（Xanax）、阿提凡（Ativan）和海乐神（Halcion）。医学博士丹尼尔·霍弗（Daniel Hoefer）在圣地亚哥夏普瑞斯－斯蒂利健康系统（Sharp Rees-Stealy Health System）负责监管严重疾病管理项目，他建议积极探索非药物疗法。再次提醒，在逐步升级、使用潜在危害更大的药物之前，先从最依靠你自身、最不依赖药物的步骤做起。苯二氮卓类药物容易成瘾，只能短期使用，断药必须在医生监督下缓慢进行。

随着年龄增长，睡眠质量自然下降。看看渐进改善的纠正方法是否有效。许多人在采取以下措施后，睡眠情况转好：午后不喝咖啡；白天多运动；保持有规律的作息时间；换掉厚重的床垫；穿着袜子睡觉；晚饭后关掉电脑、电视；保持卧室凉爽、安静和黑暗，必要时使用耳塞和眼罩。另一些人通过睡前仪式改善睡眠，比如，喝甘菊茶，睡前洗 20 分钟的热水澡，列出次日待办事项，或者听一段放松、自我催眠的音频[14]。有些人认为褪黑素是非处方药，但它的长期作用还没有研究结论。

总之，不要让治疗的糟糕程度超过疾病本身。例如，膀胱漏尿在老年人中是一种令人尴尬的常见问题，但医生常让他们服用的尿多灵（奥昔布宁）是一种抗胆碱药物。服用该药的病人感到头脑糊涂时，医生又给加上抗痴呆的多奈哌齐，它往往加剧原来的尿失禁。多奈哌齐的另一个常见副作用是心率减慢，这可能不必要地导致病人需要植入式起搏器。最好停掉这两种药，看看情况是否恶化。仍然从探索非药物疗法开始：请医生转介你参加自控力训练班，学习做凯格尔（Kegel）运动，使用护垫、定时如厕，或者参加产后瑜伽班，强化体内肌肉。

49

## 减少筛查

"筛查"是在没有症状的情况下查找疾病征兆。有些筛查，如宫颈涂片，可以较早地发现可治疗的疾病，事实证明它们有价值，但它们同时也导致过度治疗，老年医学专家不推荐其中的多种筛查，因为它们引起不必要的担忧和过度治疗。例如，美国家庭医生学会建议，75 岁以上、没有快速转移性前列腺癌家族史的男性免做前列腺特异性抗原（PSA）检测 [15]。高 PSA 指标会引发对手术和放射治疗的情绪压力，而手术和放射治疗可能导致尿失禁、阳痿，却未必延长寿命或者改善生活。大多数前列腺癌发展非常缓慢，年迈的男性带着前列腺癌死去，而不是死于前列腺癌。

结肠镜检查可以发现癌前息肉，从而挽救生命。美国预防服务特别工作组不推荐 75 岁以上、没有结肠癌家族史的人做这个检查。[16] 结肠镜检查通常需要麻醉病人，病人需要承担很大一部分自付费用，而且还有一定的结肠穿孔的风险——这对老年人的身体可能是一种毁灭性的打击。（他们倒是可以取得很好的报销金额。）息肉可能要五到十年才会发展成癌性病变，如果你的预期寿命没那么长时间，或者身体非常脆弱，根本不能承受手术，那就放弃检查。每年 20 美元的无创筛查（粪便免疫化学测试），或者价格贵一些的结肠卫士

（Cologuard），可以发现粪便隐血，并且在检测乙状结肠问题方面，几乎具有同样的效果，而价格却便宜得多，风险也小得多。

你可以在自家卫生间收集样本，放入消毒瓶，邮寄或送到检验科。你可以在美国内科医学委员会（ABIM）"明智选择"（Choosing Wisely）网站上查阅其他"不推荐"的筛查项目，有关内容都经过相关医学专家的审查。 50

## 坦然接受丧失

人生的这个阶段必然要遭遇失去。为死去的人、为曾经热爱的工作以及正在衰退的体力感到悲伤，再正常不过，并非抑郁症。不要把悲伤视作病态，这是一种健康而普通的人类情感。抗抑郁药对它无效[17]，而且许多在中年时期有效的药，如百忧解，还会增加跌倒的风险。

2006年，道格·冯·科斯的妻子克莱登死于胰腺癌，时年69岁，道格为此悲伤了几个月。克莱登曾经是一名编织工和获奖的缝纫高手，她的所有衣服都是她在那台珍贵的伯尼娜缝纫机上亲手缝制的。每一个衣柜和抽屉，家里的每个角落，都塞满了盒子，盒子里面都装满了布料。

"体现她激情的证据无处不在，"道格告诉我，"衣橱里摆满了她设计和制作的服装、礼服，每一件都给我留下了特别的记忆。还有她的莎乐美香水气息。地下室的布料足够一个缝纫社用一年，纱线编织的毛衣足够两个班的幼儿穿。她在供节日和生日之用的盒子上都精心做了标记，它们都带着朋友、家人，当然还有克莱登本人的记忆。我们的家里和我的心里，都出现了一个巨大的空洞。"[18]

追思会结束后，他在餐厅的大钢琴上为克莱登设了一个祭坛。他在一块锦缎织物上放上了已故妻子的标识：她的蕾丝手帕、一对耳环、一个别针，她的编织针、刺绣用的剪刀、一把卷尺，她最喜欢的茶杯和茶碟，还在相框里放上了一张她健康时的照片。他在祭坛上面盖了一方蕾丝，这样一来，大多数时候他只能隐隐约约看到这些宝贝的轮廓。

每天早晨他都要进行一个仪式，以此标志他从丈夫向鳏夫的过渡。他揭开祭坛，与克莱登交谈。"有时在心里默默诉说，有时大声说出来"，他告诉我，他感到无边无际的悲伤，止不住悲泣："有时候真的很剧烈，但悲伤并不美丽。感到情绪宣泄完了以后，我就盖上祭坛，照常过日子。"

有时候发现带有新记忆的物品或者照片，他就放到祭坛上，所以祭坛并非一成不变。哀悼了几个月之后，他重新朗读了他们的结婚誓言，誓言说"直到死亡把我们分开"。他信守并兑现了自己的誓言。死神把他们分开了。他不再是丈夫了。"丧失感减轻了，心里对我们曾经拥有的一切升起感激之情，"他说，"这是一个可喜的惊喜。"他拆掉祭坛，不再哀伤。他把衣橱清理一空，把克莱登的宝贝分赠给她的朋友、女儿、儿媳和孙女。他把衣服捐给"好意"（Goodwill）慈善组织，把织物送给了缝纫社。

有一天，他产生了一个强烈的念头，他想把他们的（现在是他一个人的）卧室漆成焦橙色，尽管他确信她不会赞成。他把浴室刷成了海绿色——这个颜色对她来说肯定太鲜艳了。接下来，他把餐厅和客厅刷成了美丽的墨西哥金黄色。他买来了满铺的地毯，给厨房铺上了新油毡，挂上了他知道她不会喜欢的照片。这些颜色奇异、和谐而美丽。

"她的声音经常在我耳畔响起——'哦，道格，你不会那么做吧？'当然，我那样做了。显然，我非常喜欢！地毯、床上用品、毛巾、窗帘、室内装潢等等全都做了改动，以适应需要一个长期避难所的鳏夫，"他说，"把我们共同生活的记忆藏在心里和想象中就够了。现在我可以在愿意的时候重温记忆，而不是一直生活在曾经拥有、如今已经彻底失去的回忆中。"

52　　准备方法：

· 简化生活，管理好精力，做对你而言真正重要的事情。

· 如果你所在地区有良好的医疗保健组织或者医疗保险优势计划，可以提供整合良好的医疗服务，选择加入，或者找一位老年病医生。

· 找一位医生或药剂师做药物审查，每次增加新药，都照此办理。

· 最重要的是，保护好大脑。远离抗胆碱类药物，它们会增加你患痴呆症的风险。同样，也要慎用增加跌倒风险的药物。如需了解对老年人有危险的药物，可查阅美国老年医学会最新的"啤酒清单"（Beers List）。

· 上"明智选择"网，了解并取消不必要的健康筛查。

· 即兴创造过渡仪式，接受丧失。

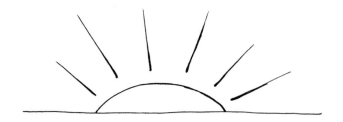

## 第三章

# 适 应

真相大白·展望未来并制订计划·在职业
治疗和物理治疗领域寻找盟友·防止灾难的日
常生活·搬家·践行相互依赖·成为典范

从来信中获悉你得了重病，非常抱憾，〔希望〕你已经完全康复。我们的机器运行了七八十年，已经残破不堪了。我们可以预料，这儿一个支点，那儿一个轮子，先是一个小齿轮，接着是一根弹簧，都会出问题的，修修补补可以维持一段时间，但所有的零件最终都会停止运转。我们的手表是用黄铜和钢做的，但到时候也会朽坏。

　　　　——托马斯·杰斐逊致约翰·亚当斯，蒙蒂塞洛，

　　　　　　　　　　　　　　　　　1814 年 7 月 5 日

如果这些描述[1]符合你的情况，那么，这一章对你
有帮助。

· 你意识到情况不会"变得更好"，这是新的常态。

· 你说"我都不认识自己了"，哪怕只是在心里对自己
  这么说。

· 你已经不开车了。

· 过去你帮助过的人现在给你帮助。

· 用上了助听器、手杖、助行架，或者导盲犬、轮椅。

· 你需要他人帮你处理一些现代生活琐事，如庭院工作
  和家务，购买日用品、处理税务，按时吃药、做饭，
  或者打电话。

· 健康状况不再是令人烦恼的事，它们改变了你的生活
  方式。

· 你有时担心自己是家人的负担。

· 你在考虑搬到辅助生活机构或亲人家，或者花钱雇人
  协助家务。

· 你不再对家务安排发号施令——你意识到了这
  一点。

# 真相大白

马林县在旧金山的对岸，金门大桥一桥飞架，把这两个地方连在一起。那是深秋的一个傍晚，马林县笼罩在暮色之中。82岁的执业心理治疗师布朗妮·加林（Bronni Galin）离开办公室，驱车回家。她家住在密尔谷郊区，那是一个绿树成荫的地方。

由于老年性黄斑病变，一年多来，她的中心视力每况愈下。出了几次车祸之后，她答应两个女儿只在白天开车。但夏时制刚刚结束，她没料到天黑得那么早，等她开车回家时，天已经快黑了。办公室离她那所山间小木屋只有几英里，这是她打算将来终老的地方。

她感觉汽车右侧轻轻碰到了什么东西。她以为撞到了一只动物。她把车停下来，下去查看。没看到什么东西。她战战兢兢，慢腾腾把车开回了家。

那天晚上，她给两个女儿都打了电话。一个女儿住在北边，距她家50英里，另一个住在新墨西哥州的乡下。她们要求她别再开车。如果布朗妮生活在另一个更适合步行的时代，或者生活在另一个地点，比方说希腊小岛上的某个村庄，或者与大家庭同住一所大房子，抑或是她小时候在布鲁克林住过的公寓，这道最后通牒都不至于这么令人绝望。

经济条件不好的单身人士一旦上了年纪，疾病增多，郊区就是设施不便的荒凉之地。由于距离太远，她不可能从家里步行去办公室、杂货店和每周游泳3次的社区游泳池。这里没有公共交通服务可言。她知道，一旦停止开车，她的生活将彻底改变。

布朗妮离婚很久了。除了视力减弱以外，她还患有糖尿病和关节炎。她两边耳朵都戴着助听器，即使这样，接听电话也越来越困难。她长期参加的冥想小组带给她很多安慰，小组成员几乎全是老年人，都在与健康问题做斗争。她言简意赅："我们的身体满足不了我们的需要了。"<sup>57</sup>

她知道，如果去不成办公室，那就只好退休。如果她不去游泳池，身体会更加虚弱，行动能力将更差，情绪会更加沮丧。如果她不能采购食品……显然行不通。住在新墨西哥的那位女儿邀请布朗妮搬过去住，但是，放弃她的家、她的电话，还有她的邻居、她的冥想小组、她的朋友……布朗妮没法为此感到兴奋。

她把房子放到市场上出售，车子送给住得最近的女儿，餐桌送给另一个女儿，把一辈子积攒下来的物品全部放进了仓库。她打算用卖房子的钱在"红树林"租一套一居室的公寓。"红树林"是市中心附近的一个退休社区，提供包车服务，配备了社会工作者，有一个饭厅，还有升高植床的花园。这里离公园很近，街对面有一家超市。布朗妮需要进一步的帮助时，可以升级到辅助生活区，或者接受全面照顾。这套公寓面积很小，但仅租金一年就超过4万美元。

布朗妮的房子不到一周就出手了。最后一刻，她决定不去"红树林"，而是接受了冥想小组一位女士的邀请，搬到她在邻镇山脊上一处两居室的公寓一起生活。新的生活环境有丰富的社交网络，室友朱莉85岁，身体很好，还在继续开车。朱莉的两个成年子女住在附近。她的儿子是承包商，提供小规模房屋维修服务。布朗妮承担的房租是养老院开支的1/3。她保留了更多的自主权，组建了一个非正式的支持网络，在需要帮助的时候，用省下来的钱支付佣金。

她调整了自己的生活，并不是因为神奇地减弱了失能，而是丰富了自己的人际关系，扩展了自己对"家庭"

58

的认识——诀窍之一是加入了"马林村"[2]。"马林村"属于一个全国性的老年人联盟，这些老人决心住在家里，就地终老。"马林村"模仿的是2001年率先创建于波士顿的"灯塔山村"，是100多个类似的群体之一。这个迅速发展的运动旨在通过建立互助网络，为志愿者和木工、家庭健康助理和管家等有偿专业人员提供业务介绍，使社区更适合晚年居住。

布朗妮每年支付365美元会费，"马林村"的志愿者负责送她去游泳池、办公室和杂货店。她和室友不能在保证安全的情况下换顶灯灯泡，有人上门来帮她们换。另一名志愿者帮她的笔记本电脑安装了新软件。

她的生活是临时解决方案和各种妥协的结合。她依靠雇工及朋友和陌生人的善意。志愿者不能搭载她时，她打电话给一个叫作"GOGO祖父母"的中介机构（她使用非智能翻盖手机，没法自己呼叫"优步"），由他们帮她叫出租车、社区摆渡车或优步。

是的，这些都不是完美和永久性的安排。在这个健康阶段，许多解决方案都是这样，但她东拼西凑的帮助方案把原本可能导致她丧失自主权的失能转变为不便。布朗妮仍在上班，她自己做饭，仍然继续游泳。她推迟了孤立、被动和缺少活动的螺旋式下降过程——如果她住在原来的家里，情况很可能就是这样。

适应有其代价。卖掉心爱的房子，失去一生的回忆和壮丽的景色，她感到痛心。新主人打算把房子拆掉，新建一所更加宏伟的建筑。签署完移交文件之后不久的一天，布朗妮搭车来到她的老房子跟前，望着窗户，她不禁潸然泪下——默默告别一个心爱的地方现在已经成了一种常见的过渡仪式。"我非常想念我的房子，"她说，"我对它说话。那里有我积攒了一辈子的东西——石头、旧海报。"

"我的室友很随和，但我现在住在她的房子里，这跟住在自己的空间感受是很不一样的。"要保持内心安宁，她需要管理好已经降低的期望值，接受不完美，允许自己悲伤，放下曾经有过而现在已经不在了的一切。她迫不得已学着实践禁欲主义者和斯多葛派哲人称为"放下"的古老美德：放下世俗的东西，或者至少接受它们消逝。

这一切迫使布朗妮重新思考自尊的基础。她说："我是帮助者，而不是求助者。我讨厌求助于人。我必须放下这种厌恶感。"每天早晨醒来以后，她躺在床上，计算过去她做的事和现在能做的事之间有着怎样的差距。

"我做每件事都要放慢速度，"她说，"我总是把当天最重要的事情排在第一位。我不管什么'应该'，而是听从我所知道的事实的指引。我实话实说，不管有多不方便，不管多么背离我想要塑造的形象。我尽量对自己宽宏、仁慈。有些你看重的事情永远也办不到。"

失能有时会以中风的形式突然出现，更多的情况下则悄然来临，是各种小问题累积的结果。在很大程度上，继续维持良好的生活取决于适应变化，放弃羞耻感，接受别人的帮助。

考虑减少你对药物、手术和专家的信任，增加你对人类交往和常识的信心。 60

正确的医疗护理有帮助。把关注点从追求顶级专家的诊断，转向温和、实用的所谓辅助医疗工作者，即社会工作者、物理治疗师和职业治疗师。这些人都可以显著改善你的身体功能和日常生活质量。他们不太可能问"你怎么了"，而更有可能问"你在乎什么"。他们的目标不是让你参加马拉松比赛，而是让你把那些带给你生活乐趣的事情坚持下去。他们的目的是延缓伤痛，找到替代你过往活动的方式。

你也可能需要其他人的实际支持：家庭成员、勤杂工、送餐上门的志愿者，以及有偿帮工。在一个崇尚不切实际的极端独立理想的文化中，这样的调整并不容易。在这个健康阶段，一个精神任务是拆除这种片面的信念。

人类是群居动物。我们一生都在给予和接受帮助。你可能会惊讶地发现，有些人把帮助你视为一份荣耀，一种召唤，或是加深亲密关系的机会。你可能发现不得不培养这些老式的美德，如谦逊、优雅、坚毅、随和。那些懂得礼貌待人的老年人，不管社会地位如何，都更容易度过这个激烈的心理重组阶段。那些依靠金钱或威望令他人屈从的天字第一号人物可能会比较难过。除非你非常富有，否则准备越充分，越善于请求和接受帮助，你就会过得越快乐，而且，具有讽刺意味的是，你也越能保持功能上的独立。

## 展望未来并制订计划

人生适应阶段的不幸在于，"新常态"可能会持续变化，通常会朝着进一步丧失体力和脑力的方向发展。怀有最好的期盼没问题，但如果未来要面对失能程度加深的前景，这时就该着手为最坏的局面做好财务、实际生活和医疗方面的计划了。

医生能够提供的最大帮助之一，是让你清楚了解自己的整体健康轨迹。如果你的视力衰退，了解视力丧失的速度及失明的可能性，这有助于你决定何时进行康复训练。（无论是哪种康复训练，在你仍然拥有某些功能的时候进行，效果都更好。）如果你记忆衰退，了解到衰退速度以后，你可能会更新遗产计划，签署新的医疗指令，限制延长生命的医疗措施，或者着手研究辅助生活机构和养老机构。有些人惊讶地发现，残疾生活比他们想象的美好，另一些人则有相反的反应。

对未来有更清晰的预期以后，你可以及时做出实际的改变，而不是等到危机来临时被迫为之。2013年，时年66岁的国防部分析师凯尔西·奥尔文（Kelcy Allwein）患上了一种罕见的青光眼，并接受了手术治疗。考虑到自己单身，去世前会经历几年失明的生活，她实事求是预计到一系列的空间缩减，先从三居室的房子搬到一所公寓，再从那里过渡到辅助生活，最后接受临终关怀。这种务实的放下行为已经成了一种个人的过渡仪式。在过去的五年里，她循着一个电子表格，把自己的珠宝首饰送到一家慈善机构的旧货店，把多余的、不再适合品味的盘子和家具都扔掉了。她把收藏的七百多本宗教书籍和励志书籍交给了一位随军牧师，由他自用或者送人。

她在旅行过程中购买了很多陶瓷咖啡杯作纪念。把这些东西送走之前，她拍了照片，制作了一本相册。"因为东西都送走了，我现在有了形成新记忆的空间，"她说，"想到万一视力会继续恶化，我也在考虑录制音频，介绍我过去的情况和现在的情况。我不把这看作一种死亡，而是一种重生和更新——旧貌换新颜。"

这也是审查财务计划的时机，如果你的资源本来就有限，那就更该如此。婴儿潮一代人中，1/3 的人退休储蓄不足 5 万美元。40% 的人最终有 2 到 5 年的时间需要实际的帮助。考虑到辅助生活机构每年的开支很可能达到 10 万美元，如果储蓄额或房屋净值不足 50 万美元，又没有长期医疗护理保险，那么，在规划财务时，应着眼于获得医疗补助之类的公共福利。至少在你认为你需要帮助之前 5 年，就要采取这个行动。

医疗补助计划帮助资产所剩无几的人们支付养老院费用，并提供家庭健康帮助及很好的社区支持计划。医疗补助计划覆盖低收入、储蓄额低于 2000 美元的人，虽然申请者可能有一所房子和一辆汽车。你提出申请时，医疗补助部门会回顾你过去 5 年的财务记录，以防你隐匿或转移资金以装穷。

医疗补助计划认为，预付墓地的费用，大幅改进居所以适应身体残疾的需要，或者按照市场价格付费给帮忙照顾你的成年子女或其他亲属，都是合法的支出。但给你儿子买一辆"美洲虎"作为礼物，或者提前给你女儿一份预期的遗产，那就不算合法支出。如果你已婚，那就必须把配偶的所有资产也"花光"，你才能获得医疗补助——即便婚前协议约定夫妻在财务上彼此独立。[3] 63

有关规则很诡异，有可能出现这样的严重风险：活下来的配偶在他／她最脆弱的时候，没钱可用。如果你认为你或者你的配偶有一天可能需要医疗补助，现在就可以读一下老人法律顾问 K. 加布里埃尔·海瑟（K. Gabriel Heiser）所著的《如何保护家庭资产不被养老院开支吞噬：医疗补助计划的秘密》（*How to Protect*

*Your Family's Assets from Devastating Nursing Home Costs: Medicaid Secrets*）。这本书不能回答你的所有问题，但它解答了如何构建年金，避免幸存的配偶陷于贫困之类的神秘问题。因为各州的规则各不相同，你还应该找当地专门从事"老年法律"、对医疗补助有专门了解的律师咨询一下。

## 在职业治疗和物理治疗领域寻找盟友

在适应阶段，你可能发觉自己对生活的希望发生了转向。现在很多人及家属不那么关注延长寿命，而更多关注生活质量方面的目标，如延缓身体和认知能力衰退、不进养老院，以及创新生活乐趣——无论这种乐趣多么有限。

保持活跃和良好社交的时间越长，你就越快乐、健康，身体功能也越好。每次只要有机会，都要请家庭医生把你转介给物理治疗师、言语治疗师或职业治疗师。坚持每天至少有半个小时的运动，希望运动令你愉快，哪怕只是借着助行架走到车道尽头，或者坐在椅子上做做伸展练习。

也许最重要的目标是保持你从椅子上起和坐的能力。（做不到的人最终只好进养老院。）定期寻求物理治疗，以帮助你保持这种重要的能力。过去，如果你的情况没有好转，医疗保险会停止支付物理治疗的费用，现在法院裁定它尽可能维持你目前的功能水平。（然而，如果疗程超过 20 次，医疗保险要求提供额外的文件。）64 如果必须自掏腰包，又负担得起，请继续治疗，或者跟随电视上的锻炼课程、视频，或者 YouTube 上的简·方达"老年人日常锻炼"视频进行锻炼[4]。我认识的一位足智多谋的女士在床上进行加拿大皇家空军式的锻炼，摆脱了虚弱的疾病（她 104 岁）。

如果你放弃了一项活动，那就代之以另一项。洛伊斯·利伯曼（Lois Lieberman）是洛杉矶的一位退休地图绘制者，现年 95 岁，她在 69 岁那年才第一次参加马拉松比赛。70 岁出头的时候，她伤了膝盖，之后转向爵士乐、普拉提和太极。"你必须勇往直前，"她说，"你必须战胜那些小小的恐惧。暂时为自己感到难过是可以的，然后给自己一个拥抱，继续前进。这是可以做到的。"

做了白内障手术后，她失去了平衡感。头几个月，她连拄着拐杖都无法行走。"我停止了运动，"她说，

"然后其他方面的能力也不行了。"她现在在家里的台阶上进行锻炼，锻炼的时候抓住两边椅子的靠背。目前她已经恢复了拄着拐杖行走的能力，并希望情况进一步好转。"我希望可以慢慢恢复，"她说，"总的来讲，我这一生还算可以。"

## 防止灾难的日常生活

保持独立性最便宜、最简单，也最有效的方法，是减少跌倒的风险。小船上的水手知道，不小心卷起的一根绳子就可以缠住脚、撕破帆，或者把人摔到海里。在波涛汹涌的晚年大海上航行时，也需要精心减少灾难。尊重你日益增加的脆弱，消除每一个看似微不足道，却增加你风险的因素。从你自己的身体内部开始。如果你步履蹒跚、跌倒，或者差点儿跌倒，请保持平衡和稳定。许多人通过习练普拉提、瑜伽、太极提高下身力量、踝关节灵活性及平衡能力。70岁以上的太极习练者跌倒的几率比同龄人低50%，如果跌倒，发生骨折的几率比同龄人低50%。全美现在都有教授这种武术的教练开办的工作室。许多社区团体和健康系统提供"防跌倒"课程，

65

这是一种有效的替代方法。去上一个吧。

衰老的身体调节温度的能力很差，脱水和高温会导致头晕、跌倒。在热浪袭人的夏天，多喝水，去有空调的电影院看电影，或者在脖子上搭一条湿毛巾——这是一种非常有效的个人温度调节手段。如果你视力不佳，需要做白内障摘除手术，做吧！视力弱化带来跌倒的危险。

现在检查一下身体的外部情况。放弃渐进式镜片，因为它们让你很难判断地面是否平整。如果鞋跟不稳、鞋底光滑或者脱落，那就不再是不方便的问题，而是对你构成危险，所以，把它们修好。最后，看看你家和周围的环境。让你的初级保健医生介绍一位职业治疗师，请他评估家里是否有导致你跌倒的危险因素，并推荐解决方法。

职业治疗师可能会建议你修好过道上倾斜的地面，给门廊的楼梯装上扶手。为车道、走道和甲板增加运动传感器和更明亮的电灯。搬走室外楼梯上的花盆。用颜色反差大的油漆，让你更容易分辨第一道台阶和最后一道台阶。

职业治疗师还会建议你扔掉屋子里面光滑的地毯，或者用防滑垫、地毯胶带把它们固定起来。[5] 把能装抓取条的地方都装上。在室内楼梯和大厅处安装更明亮的灯，增加开关或运动传感器。清除地板上的杂物，留意地上的杂志、延长的电线和纸箱，别让它们把你绊倒。如果你夜间冲进浴室时摔倒过，在床边放一个便桶。

如果你决定在家里养老，直到生命的终点，提前想想可能出现哪些严重的残疾，并做好计划。试着把一个带轮子的手提箱从路边推到卧室，看看有哪些妨碍轮椅或助行架通过的地方。门径的宽度不能低于35英寸（约89厘米）。拆掉门槛。

如果有钱，可以考虑进行更广泛的改装，采用坐浴盆、步入式淋浴，给橱柜换上拉出式抽屉，安装不需要弯腰就够得着的电源插座，门上安装杠杆式门把手而不是球形门把手，以方便有手臂关节炎的人，洗衣房和壁橱采用更明亮的LED灯，让你视力模糊的眼睛看得见衣服上的污渍。（正如我前面提到的，医疗补助计划不反对你花这些钱，一旦进入这个项目，你就没这个钱可花了。）装修楼下的卧室和浴室，一旦有一天你只能住在底楼的时候（也只有这个时候。在此之前，尽量上下楼梯，这样你会更强壮，功能更好），这有助于你完全在底楼生活。

如果你难以完成有些事情，比如自己穿衣，职业治疗师[6]也可以提供帮助。抛开虚荣心，按照他们的建议，穿可以轻松穿脱的衣服和鞋子，采用坐便增高架、防倾杯、防滑碗和餐具垫。如果你的行动范围受限，长柄梳子可以让你给自己梳头，"抓取器"可以帮你够到架子上的物品。视频监视器放大书籍上的字体。助听器使你更容易享受与朋友的交谈和参与社会活动——它们带来双重效益：降低你进一步丧失听力和患痴呆症的风险。

遗憾的是，许多身体残疾的人放弃了以前的很多乐趣，因为他们觉得被人看到带着助行架去歌剧院、戴着助听器[7]参加晚宴，是很尴尬的事情。这种感受可以理解，因为我们的社会认为衰老和残疾是羞耻的事，而它们实际上不过是正常的晚年生活阶段。（正如艾斯顿·爱波怀特［Ashton Applewhite］在《这把椅子在摇晃》［*This Chair Rocks*］里所说，许多年轻人"对他们未来的自己抱有偏见"。）克服你的尴尬情绪和内化的羞耻感。精通各种辅助手段有助于扩大你的独立性和快乐，提高你的生活质量。

## 搬家

旧金山的那位房东去世后，道格·冯·科斯不得不离开这所他住了 30 年、租金可控的房子。他在塞巴斯塔波尔边上的一个社区找了一所较小的出租屋。这个地方更平坦，步行更方便。塞巴斯塔波尔是一个繁华的城市，北面 50 英里的地方环绕着葡萄园和苹果园。一个儿子住在邻市，几位比他小十来岁的好朋友住在附近，现在的家距商店和咖啡厅更近，如果有一天不得不停止开车，他仍然能够保持社交和活动。如果你考虑搬家，那么，找一个适合不开车的人生活的社区，找一个公共交通服务良好、房屋或公寓密集的社区。你希望可以步行去超市、健身俱乐部或咖啡厅，这样你可以成为"常客"。你可以选择亲戚、朋友居住的区域，甚至搬到他们住的楼里。如果这个地区有一个优质的非营利性医院或高质量的健康管理机构，那就更好了。

考虑找一个已经有"村庄"互助网络的社区，或者你去了以后，可以在那里协助建立互助网络。如果负担得起，屋子最好有多余的卧室，并且带独立的浴室、小厨房，或者单独进出的房门。对于未来的陪护、年轻的寄宿学生或者室友来说，这些条件很有吸引力。

如果你选择的是退休社区，建议你至少参观 3 家，并想想以下问题：68

- 可以步行去有趣的地方吗，还是说得有人开车接送才行？

- 在做出可能难以逆转的承诺前，可以"试"一周吗？这个选择不宜匆忙做出。

- 将来身体太脆弱，不能适应独立生活或辅助生活时，可以就地转入有熟练护理人员照顾，提供更多帮助的区域吗？在重大健康危机期间，搬迁会很困难。

- 关于轻微跌倒的政策是什么？不管你是否愿意，都要被送急诊吗？可以通过协商，做例外处理吗？

- 有医生或者护士上门服务吗？

- 临终哲学是什么？社区人员是否努力遵守"免做心肺复苏指令"和其他医疗指令，并确保陪你前往医院？社区人员是否赞同姑息治疗、临终关怀和"舒适照顾"？

- 对这个地方的直观感觉如何？有些地方装潢华丽，但官僚气息浓厚，唯利是图，缺乏温情。有些家庭"食宿式"养老院貌不惊人，仅收住少数老年人，却舒服、暖心。

· 你可以找到志趣相投的朋友吗？我那个自由的小镇上有一家养老院叫"红树林"，里面住了很多艺术家和活跃人士。友人安妮的父亲是一位退休将军，他和太太选择了华盛顿特区旁边一个专门接收前军人入住的退休社区。

· 除了利润，这个地方还有其他使命吗？许多优秀的退休社区是由宗教团体创办的。著名的"肯德尔之家"由贵格会教徒创办，"穷人小姐妹"和"拿撒勒之家"由天主教修女建立，许多修女保留着温柔、体贴的作风。亚利桑那州菲尼克斯的"福佑之地"由当地的新教教会"福佑教会"创立，在为阿尔茨海默病患者提供灵活、富有想象力和非强制性护理方面，该机构在全美名列前茅。"犹太老人之家"往往很出色。如果你没钱，"共济会之家"以及其他由社区非营利组织经营的养老院通常会收留你，帮助你获得慈善补助或医疗补助。它们都对不同宗教信仰的人士开放。

69

## 践行相互依赖

伤残发生后，许多家庭才惊讶地发现，出院后，除了三天的短期康复治疗，医疗保险几乎完全不负责家庭护理助手的工钱或者疗养院陪护的费用。除非有资格享受医疗补助，否则你很大程度上只能依赖志愿者、家人和朋友，再加上当地非营利机构和企业提供的少量服务。

因为国家安全网的这个裂隙，所以更有必要尽可能维持身体功能，早些（而不是晚些）请人提供少量的帮助，并学会接受喜欢你的人为你服务。比起你自己或单一护理者咬牙坚持，直到崩溃，更明智的做法，是花钱购买一些服务[8]，或者接受许多朋友每个人提供的一点点帮助。

这时候，你需要从你在恢复阶段建立的社会"银行账户"里提取"利息"，那会儿你指导年轻人，帮助邻居。支持网络越宽越好。如果有人问"有什么我可以做的，请告诉我"，给他们一个可驾驭的重复性小任务，比如每周一帮你洗衣服，或者每月带你出去吃一次午饭。与其坚持让精疲力竭的配偶一个人照顾你，不如让十几个人参与进来，每个人付出一点点。如果你在身体健康的时候为别人做过好事，现在你可能会更乐意要求别人为你做同样的事。

照顾是一条双向道路。鼓励陪护对他们自己和对你都抱有同情心。如果你有条件请陪护，每天给她／他一些休息时间，每周让她／他"放假"一天，或者外包一些日常工作，减轻他们的日常事务负担。你可以请一个高中生帮你买菜、送衣服去干洗店，或者开车送你上医院。

鉴于家人分散住在全国各地，政府支持很少，社交网络经常破损，看护老人可能是我们大多数人（尤其是女性）觉得最劳累，也最孤独的一个角色。陪护如果觉得自己的帮助有效，令你满意，她／他的压力感会减少很多。[9]有人给你的生活带来快乐，提供的帮助让你继续做你喜欢的事情，请说出来。你可能早就开始习惯随时表达自己的感激之情了，现在这个做法可以带来真正的回报。

如果某个家庭成员承担了大部分负担，你可以考虑按现行时薪标准支付工钱，并把此事周知其他家庭成员。这可以减少未来的怨恨，有人多年做出个人牺牲和经济牺牲，结果与远远地动动嘴、什么事也没做的人得到同样的遗产份额；相比之下，这样的做法更公平。如前所述，只要你付的工钱合理，做好记录，付钱给家人不会影响你获得医疗补助。

看看社区能够提供什么资源。如果你所在的城市为老年人提供优秀的日间活动项目，不妨考虑一下。这些项目让老年人有机会进行艺术创作、打麻将、唱歌，老人不能自己开车时，送他们去远足，看电影，参观博物馆，一起吃午饭。这些活动减少无聊和孤独，改善情绪和健康，并给陪护一个他们迫切需要的喘息机会。我知道，帮你所爱的人登记这类项目，或者自己登记参与，你的自尊心可能会受到打击。我母亲连续照顾我父亲，几乎都要崩溃了，这时，我们家人也觉得让越来越糊涂的父亲加入与他一样的人群是一件很羞耻的事情，但我们捍卫的是他这个人过去的骄傲，而不是他现在的样子。

我可怜的父亲在自家客厅里独自枯坐了好几年，他保持了尊严，却无聊、孤独。他成了我们的耻辱感的囚徒。他喜欢画画、写作，喜欢有人做伴。在他的状况彻底改变之后，日间项目本来可以让他进行这些活动的。了解一下你所在的地区有什么活动项目，不要学习我们

71

的坏榜样。

如果你有条件请人居家照顾你，你可能会获得意想不到的好处：一种非常温馨、亲密，近乎亲人的关系。有些家庭健康助手把他们的职业视为一种天职，非常擅长照顾人。他们可以和你形成非常亲密的关系。如果有能力，你可以支付超出市价的工资，如果他们有社保账户，帮他们缴费（然而，许多人更倾向于私下支付），以此表达对他们的尊重。

如果不介意面试、雇用和解雇之类的琐务，你可以通过克雷格列表网（Craigslist）或熟人介绍的方式，找到自己的家庭护理人员。家庭护理机构收取一半以上的小时工资，通常要求最少4小时轮班一次。我家私下雇用照顾者，因为我们希望更灵活的轮班。我们找到了技术娴熟、善良、能力卓越的人。我们支付的薪水比市价高出两倍，但这个价格并不超过我们付给代理机构的费用。想想什么对你最合适。别将就。在找到与你合拍的优秀陪护之前，可能会经历几位不那么理想的人选。

这是一种复杂的关系，建议你对人类的脆弱持现实态度。把家里的珠宝送给继承人，或者寄存在银行的保险箱里。不要把钱包放在桌子上，不要把现金藏在壁橱

72

和抽屉里"秘密"的地方。

记忆力衰退的人有时不公平地指责付费护理人员偷窃，其实是他们自己忘了放东西的地方。另一方面，遗憾的是，陪护（顺便说一句，也有一些家庭成员）有时的确会偷窃：因为偷窃，我丈夫87岁的父亲只好解雇一位他已经开始依赖的人。事先解除诱惑好过一直疑神疑鬼。

## 成为典范

在年龄和健康问题局限之下，有些人仍然活得兴致勃勃，他们通常培养出了适应、接受和相互依赖的美德。无论年龄多大，无论身体多么衰弱，我们都可以付出和接受爱，给年轻人以鼓励、安慰和赞扬。不要低估你作为榜样的力量。你如今处理生活的方式可以教育那些跟在你后面的人。

以色列心理学家瓦莱里·哈扎诺夫（Valery Hazanov）在哥伦比亚大学接受培训期间，曾在纽约市养老院工作，他向那儿的客户学到很多东西。[10]他发现，那些状态最好的人都是"习惯的造物"。他很敬佩一位 94 岁的老太太，她早上 6 点半醒来以后，第一件事是把床铺整理好，然后借助助行架出门散步、吃早餐，在康复室锻炼、看书，吃午饭、午睡，出门散步、与朋友喝茶、吃晚饭，然后上床睡觉。她循规蹈矩的生活方式使她的生活有一个结构。

"她强迫自己做事，有些事对她来说很困难，但她并不问为什么做这些事情很重要，"哈扎诺夫在 Vox.com 上写道，"我想这就是她长寿的原因——她的运动、她的自我强迫就是她的生命力。通过观察她，我得出了这样一个结论：这对我们所有人都是如此。"

除了结构和纪律，哈扎诺夫还注意到喜乐和感激对于居民健康的重要意义。他观察到，那些应对慢性身体疼痛最好的人一直对外部世界充满热情，尽管年龄大了，身体有疼痛和残疾，他们仍然继续做这些事情：他们喜欢和孙辈待在一起、画水彩画、在唱诗班唱歌，或者指导别人工作。早在失能之前就培养出的外部激情增强了他们忍受身体状况恶化的能力。

"你不能等到老了才开始培养精神肌肉，"哈扎诺夫写道，"如果你对自己之外的任何事情（比如书籍、运动、兄弟姐妹，或者什么是道德生活）都缺少真正的兴趣，等老了、病痛缠身的时候，你就更不会有兴趣了。你心里唯一关心的就是你那可怕的疼痛。"

老人还教会了哈扎诺夫另一种精神技能：接受。一位80多岁的女士坐在窗前，她对他说："瓦莱里，如果一切顺利，有一天你会是我现在的年龄，你会坐在我现在坐的地方，像我现在这样，望着窗外。那个时候，心里不要有后悔和嫉妒，你只想看着外面的世界，不因为自己不是其中的一部分而感到难过。" 74

准备方法：

· 为应对身体的进一步退化做好财务规划。

· 分散照顾负担。不要一味依靠家人，请朋友帮忙、出钱请陪护。致电所在县的老年机构，或者拨打211，寻求当地有关机构、组织的帮助。

· 请初级保健医生把你转介给物理治疗师、言语治疗师或职业治疗师。

· 尽可能防止跌倒。学习普拉提、瑜伽、气功、太极[11]，或者上预防跌倒课。保持体力，找职业治疗师帮助你消除家中的危险隐患。

· 审查并减少他汀类药、血压药、镇静药、安眠药，以及抗抑郁的选择性血清素再摄取抑制剂。

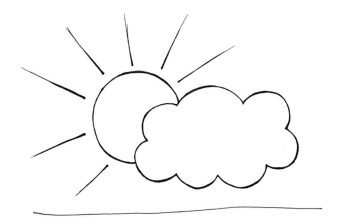

# 第四章

## 死亡的意识

如实希望的艺术·同你的医生交谈·了解
疾病的发展轨迹·帮助家人做好准备·在姑息
治疗领域寻找盟友·思考赋予你生命意义的事
情·保持掌控·创造性思考·重新定义希望

# 它说：易变质

易变质——塑料瓶上如此标注

下面，用另外的颜色说明了

有效期——吃完最后一勺的日子


我发现自己 时而看看手背

时而看看膝盖内侧

时而把脚翻过来，看看脚心


低头看看番茄幼苗的叶子

抬头看看叽喳喧闹的松鸦


翻检 木桌下面和垒起的石头，

咖啡杯，橄榄，奶酪，

饥饿，悲伤，恐惧——

早晚它们也定然会衰朽

在那个时刻，伴随着逝去的香水味和咔嚓声

一阵奇异的幸福感 突然

像一个人以他强劲有力的手与口

攫住了我

——简·赫什菲尔德

如果以下描述符合你（或受你照顾的人）的情况，那么，这一章对你有帮助：

- 医生说你的病"很重"，或者得了绝症。其中一种绝症是第四期癌症，意味着癌症已经扩散。

- 对于维持生命至关重要的器官，如心脏、大脑、肾脏、肺或肝脏，在走向衰竭。

- 刚刚患上一种无法治愈的疾病，如卢格里格氏病（或称肌萎缩性脊髓侧索硬化症，ALS），病情会随着时间的推移恶化。

- 医生不同你讨论疾病的预后，或者认为预后不良、可怕。（预后仅仅意味着对健康前景的预测，但在医学上，这是一种委婉的说法，通常意味着"你已经到了生命的尽头"。）

- 医生使用慢性、进行性、严重、晚期、末期[1]等说法（意味着无法治愈、在恶化，情况还会更严重、接近生命尽头）。

- 医生希望讨论治疗目标。（这是医生采用的简略表达，意在了解你最关心什么，以及在时间紧迫、治愈无望的情况下，如何帮助你实现这个目标。）

- 你凭直觉感到，这次看病之后，生活将永远分为之前

和之后两个部分。

## 如实希望的艺术

艾米·伯曼（Amy Berman）是一位热忱的业余艺术家和注册护士，她为曼哈顿的约翰·A.哈特福德基金会派发医疗政策补助金。她喜欢写作、旅行、冲浪，喜欢和家人共度时光，特别喜欢和她已经成年的女儿斯蒂芬妮在一起，母女俩共同住在布鲁克林的一所房子里。51岁生日之后不久，一个秋日的早晨，艾米在洗浴时，发现右乳上有一处皮肤凹陷，摸起来像橘皮一样，大小跟一个5分镍币差不多。第一轮检查显示她患了炎性乳腺癌。很多早期乳腺癌是可以治愈的，但炎性乳腺癌是一种罕见的疾病，很少在扩散之前被发现。

她在布鲁克林的迈蒙尼德癌症中心做了正电子发射断层扫描（PET）和骨组织病理活检，检查脊椎底部的一个可疑区域。随后，她预约了费城一所医学中心的专家，他是美国该领域的顶尖学术权威。

她母亲露丝从佛罗里达来陪她，母女俩入住酒店后，冒着雨，步行到了一个古董店林立的街区。她们计划和几位朋友一起吃晚饭，第二天看完医生后，去买几顶假发。化疗会导致头发暂时脱落，艾米会用得上。

艾米的手机响了，是迈蒙尼德的肿瘤医生打来的，通知她活检结果。他们在艾米的脊椎里发现了成簇的癌细胞。她冲口把这个消息告诉了母亲。母女俩顾不得倾盆大雨，丢下手中的雨伞，紧紧地抱在一起。

艾米说："那一刻，我想，**我活不了多久了**。"癌症已经扩散，最终会要了她的命。这种癌症的患者，有 11% 到 20% 的人能活到 5 年，只有极少数人能活到 7 年以上。

她的脑子里闪过各种念头。如果她死了，谁来指导她女儿？怎么把情况告诉她的妹妹兼最好的朋友？"我想到了我会失去的一切，想到了和亲朋好友的告别，"她说，"一系列关于绝症的负面想法压得人喘不过气来。看着妈妈的眼睛，我感到了她的伤心，这下我的心情更坏了。"

她和母亲回到酒店。在大厅的镜子里，艾米瞥见了自己和母亲的形象：面色潮红，焦急的脸上布满斑斑点点，双眼浮肿，泪水和雨水在脸上流淌。"看到我呈现在世人面前的这个样子，我吓了一跳，我想，我需要做一些决定，"她说，"我转脸对着母亲说，'我们需要做三次深呼吸。'我们做了三次深呼吸，然后相视大笑。"

艾米对母亲说："如果我在剩下的日子里活在癌症的悲伤中，癌症就赢了。它会带走我生命中的全部美好，我不会让这种事情发生。"

她们决定执行原计划，做本来要做的事，一如没有危机发生。她们回到房间，重整妆容，和朋友们一起出去吃饭。"这是一顿轻松愉快的晚餐，"艾米说，"它让我们走上了一条生之路，而非死之途。"

第二天上午，艾米把活检结果告诉了那位著名的肿瘤专家。他没做停顿，继续谈他的计划，"我们这么办：6周的密集化疗，然后做乳房切除手术，然后是做放疗和另一轮化疗。"

艾米不喜欢医生为她安排的这个角色——一个毫无疑问，英勇"战斗"到最后的病人。医生雄心勃勃孤注一掷的治疗计划会让她遭受巨大痛苦，然后，健康状况严重受损的她会跌跌撞撞地朝前走——谁知道能走多久呢？为了什么呢？癌症无法根除。她质疑那种不言而 80

喻的假设：最痛苦的治疗会产生最好的结果。

这是一种片面、自上而下的交流方式。肿瘤专家没提任何问题。他假定艾米最关心的是如何治疗癌症，无论治疗会给身体和生命造成多大的伤害。显然，她的任务就是参加一个常见的现代医疗仪式：不问为什么，只管做就行了——然后死掉。"没有交谈，"她说，"他什么都很在行，但他完全不了解我真正关心什么。我感谢他为我付出时间，然后走了。"她回去找迈蒙尼德那位癌症医生，再也没有回到费城。

艾米选择了另一种过渡仪式：无声的独立宣言。在后来的求医过程中，医生是她的顾问，而不是老板。她会寻找愿意了解她，并根据她的意愿制定治疗方案的人。她会根据对诗人玛丽·奥利弗所说的"你唯一疯狂而宝贵的生命"的影响，权衡自己的医疗选择。她要始终把握方向盘，这是她的生与死。

回到迈蒙尼德后，最初接诊的肿瘤医生问了一个更受欢迎的问题："你想实现什么目标？"艾米说，她想要"尼亚加拉瀑布"式的轨迹：尽可能延长良好生活的时间，然后毫不拖延，纵身跳下瀑布。

肿瘤医生建议她从每天服用一片弗隆（Femara，即来曲唑片）开始。弗隆可以抑制体内雌激素的产生，雌激素是乳腺癌生长的刺激因子。不放疗，不化疗，也不做乳房切除术。目的不是治愈，而是减缓癌症，同时尽可能少地干扰她的生活。

艾米和妈妈在雨中抱头大哭的事已经过去7年了。她知道自己来日无多，她接受了这个事实。她一直处在尼亚加拉瀑布的顶部位置。不出所料，弗隆在前四年控制着癌症，然后失效了。她现在在服用第二种抑制雌激素的药"他莫昔芬"（tamoxifen，即三苯氧胺），这种药有效的时间大约是弗隆的一半。她服用另一种药来保持骨骼强壮，抵御骨质疏松——骨质疏松是三苯氧胺的副作用。她发现它还有其他副作用——皮肤老化，晚上服药后，精力下降，还有类似持续潮热的体温升高——她渴望继续生活，因此这些都是可以接受的代价。

她从来没有因为体内输入了有毒化疗药，因而必须在躺椅上度过一个下午。她从来没有住过医院，也没有虚弱到不能开车，或者需要雇一个家庭健康助理。她没有掉头发。她没有负债。她登上了中国的长城，还骑着摩托雪橇到了自由女神脚下；她看到了女儿斯蒂芬妮大学毕业并结婚成家。她把生活质量作为重中之重，吊诡的是，她比那些选择"艰苦治疗"的人活得更久。她说："大多数医生只关注生命的长度，但这不是我唯一的衡量标准。"

我们都是凡人。但是，抽象的认识和内心的感受是两码事。坏消息可能是令人震惊的诊断，或者是重要器官缓慢衰竭这种更模糊、更不可预测的情形。有时不治之症（及其治疗）会造成长期的残障，需要立即制订计划，让护理人员和支持团队到位。其他类型的疾病让人保持数月至数年的良好功能。

在这个健康阶段，情况良好的人通常掌握了这样一种艺术：继续生活，同时接受死亡。他们决定对自己而言什么事情重要，并根据自己的想法做出医疗选择。他们做自己喜欢的事情。他们扩展了"希望"的范围，把治愈之外的奇迹包括在希望的范围内，比如与家人和解，让活下来的人保持良好状态，或者带孙辈去迪士尼乐园做最后一次难忘的旅行。他们往往得到姑息治疗的支持。姑息治疗是一个相对较新的医学专业，很多人对它存有误解。姑息治疗侧重于减轻痛苦，

善终的艺术

提高日常的良好感觉和功能，并根据患者关心的重点，帮助他们做出医疗选择。

## 同你的医生交谈

在现代医疗中，有些医生把坏消息告诉病人以后，马上提出（或只是通知你）治疗计划。我建议你在接到难以接受的诊断后，停一停，喘口气。现代死亡大多来得缓慢。花几天时间观照一下自己的心灵，充分认识当前的情况，找朋友聊聊，在决定行动方案之前，先收集信息，这些做法没什么坏处。展望未来，你需要明确的信息，在为自己的损失而悲伤时，你需要支持，也需要时间思考如何重新定义希望。

72岁的罗恩·贝尔彻（Ron Belcher）[2]患有严重的充血性心力衰竭。医生通知他，结肠镜检查显示结肠癌早期症状，当时他"几乎蒙了"。令他吃惊的是，他的外科医生直截了当建议他不要动手术。她解释说，他的癌症生长缓慢，他更有可能伴随着癌症死，而不是死于癌症。她说，考虑到手术的压力，而且他又有严重的心脏问题，如果做手术，他有90%的几率会在两个月内死亡。

　　"我对自己说，好吧，我必须处理这个问题，但我现在无能为力，" 他说，"我面前是一群医生和一个也患过癌症的儿媳。我得回家琢磨一下，一个人独自想想，看看有哪些选择，如果想哭，就哭他一场。"罗恩用了一周时间和家人讨论手术的利弊，最后决定放弃。

　　"我很感激我的外科医生没有拐弯抹角，"他说，"但我从来没有做过这么揪心的决定。"

　　找能够倾听你而不做论断的人——不管是朋友、亲戚、医院社工还是牧师。大多数医院有为晚期疾病患者提供支持的群体，你可能会觉得这是一个令人愉快的社群，可以回应你经历的方方面面的问题——不仅仅是医疗决定的问题，还有情感、实际和精神方面的问题。求助于支持团体的人往往比不加入团体的人压力更小，了解的情况更多，有时活得更长。

　　理解和接受之后，紧接着就是行动。在你觉得有能力的时候，和医生进行一次诚实而艰难的交谈。这样的交谈会很痛苦，以至于大多数医生和病人根本不做。如果你想继续主导你的生死，这样的交谈非常重要。阿里阿德涅实验室位于波士顿，由外科医生、作家阿图·葛文德创建，该实验室培训医生进行这样的交谈，华盛顿大学维塔尔塔克校区的肿瘤学家安东尼·巴科也在做同样的工作。西弗吉尼亚大学医学院肾脏专家兼姑息治疗医生阿尔文·H.莫斯（"伍迪"）博士说，然而除非培训改进，"医生在等待病人发问，病人在等待医生发问。这是一种心照不宣的缄默"。打破缄默！

一项针对致死性肺癌患者的研究发现，半数患者在死亡前两个月还没有同医生讨论临终关怀的问题；[3]另一项研究发现，无法治愈的转移性肺癌患者中，75%的人误以为自己的病"有可能"治愈。[4]莫斯直言不讳地指出："医生通常会掩饰情况的严重程度。"

如果可能的话，同医生交谈时，请一位朋友或亲戚陪同，为你提供情感支持，帮着做笔记，并提出后续问题。艾米·伯曼建议你用"我想了解真实情况，以便做计划"这样的话作为开场白。如果医生的回答充满了难以理解的医学术语，你可以说"我没听明白，请再说一遍，简单点儿说，好吗？"这样的话。如果你得到一个清晰的答案，这样的回答很得体："谢谢，这正是我想知道的！"

有些医生担心实话实说会夺走你的希望。但知识给人力量。相比蒙在鼓里的人，对疾病过程有清楚了解的人身体状况往往更好，而且并不会遭受更多的情绪困扰。[5] 马萨诸塞州法尔茅斯市肌萎缩侧索硬化症（ALS）同情关怀组织创始人罗恩·霍夫曼（Ron Hoffman）已支持数以百计的人度过了生命的最后阶段。他说："有些人不想知道未来会是什么样子，但总的来说，那些愿意思索和正确处理死亡情景的人，最后死得更安宁，更温和，甚至更美丽。"

如果医生直截了当传达坏消息，有些病人会很生气。请考虑另一种选择。有位护士在一家大医院的急诊室工作，她的任务是改善绝症治疗，她遇到"很多有严重四期癌症症状的患者由一位素不相识的（急诊室）医生通知他们即将死亡的消息"。这个消息令他们震惊，他们回家接受临终关怀、死去，因此不太可能再见到和他们建立了信任关系的肿瘤医生，没有话别的机会。

"这些病人往往觉得自己在最需要帮助的时候被抛弃了，"她接着说，"我们还没有成功地与肿瘤医生建立起合作关系，以便更早地进行诚实的交谈，因为肿瘤医生告诉我们，如果他们说实话，病人就会炒掉他们。"

## 了解疾病的发展轨迹

直面并咨询。确保你能理解通常情况下，你的病况发展轨迹。如果患了癌症，根据你的年龄和整体健康状况，弄清楚癌症的分期和类型，它们将决定你的生命轨迹。有些癌症是可以治愈的，不过，几乎所有四期癌症（尽管最近在免疫疗法方面取得了进展）都不可治愈。治疗可以延缓某些癌症的发展速度，患者可以维持数年的高功能生活，有些癌症通常在一年内导致患者死亡。很难准确预测余下的时间，一般来说，医生对病人生存时间的估计比实际时间高出 4 到 6 倍。[6]不过，他们可以大致估计你的剩余时间是以天、以周计，还是以月、以年计，对你做选择而言，这就够了。

再进一步。不仅询问生命的长短，还要了解一下你会有怎样的感觉，身体功能怎么样，以及医生推荐的治疗方案如何影响你的健康水平。你可能需要找一位陪护或者医疗代理人，签署"生前预嘱"，购买适应性设备，申请社会保险为你提供残障资助，或者申请其他公共福利。你可以选择拒绝有严重副作用和收效可疑的药物及治疗方式。或者，如果你知道治疗会令你身体虚弱，你可以抓住这段苦乐参半的时间，上上摄影课，探亲访友，或者与一位关系疏远的家庭成员和解。

　　提高你对情况的理解和掌控，这样可以减轻无助感，让爱你的人知道如何为你提供具体帮助。如果医生拒绝讨论预后（有些医生就是这样），不妨把这视为一个预警信号。如果不明就里，你就不太可能感到有掌控力。如果试了一两次，你仍然感觉云里雾里，建议另外找一位更直率的专家，或者像我在前面介绍的那样，在治疗团队中增加一位姑息治疗医生。补充一下，美国癌症协会的网站有准确的信息，梅奥诊所也是。（不过，要当心那些主要由制药公司和其他试图向你推销产品的公司建立的网站。）

　　许多人用纸笔把情况写下来，这有助于他们想象未来会发生怎样的情况。下面是通往生命尽头的 4 种常见路径。[7]其中 3 种（尼亚加拉瀑布式衰退、循环式衰退和逐步衰退）由老年病学领域的先驱乔安妮·林恩（Joanne Lynn）于 2005 年率先提出，2014 年阿图·葛文德在他的畅销书《最好的告别》中予以引用。阶梯式衰退路径最早是阿尔茨海默病协会的一位顾问为我描绘的。

你可以问问医生哪种路径最符合你的情况，如果一个都不符合，请他／她为你另外描绘一个。

### 尼亚加拉瀑布式衰退

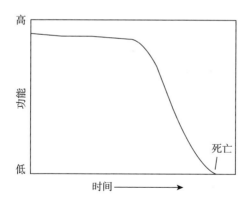

这个路径的特点是，在数月至数年间保持高功能，随后在几周或数月间快速衰退。这种情况常见于不做

透析的肾功能衰竭患者，和接受一两次治疗的癌症患者。多亏姑息治疗或者临终关怀计划，如果症状得到很好的控制，在死亡之前几周，患者通常可以继续工作，做自己喜欢的事情，甚至可以和朋友一起外出喝咖啡。

**循环式衰退**

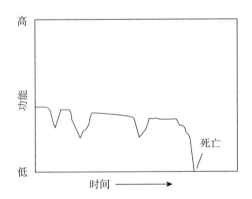

患者因反复出现健康危机住院治疗，情况好转后回家，之后情况继续恶化，直到爆发下一次危机。很难准确预测死亡时间，因为无法知道哪一次住院是最后一次。这种轨迹常见于重要器官衰竭的患者，七八十岁时经常发作心脏病和肺病的患者，以及各个年龄段的癌症患者，他们反复接受化疗和放疗，治疗产生了强烈的副作用。病人需要他人协助处理日常琐事，开始是偶尔需要，然后是经常性需要。一些危机可以通过医生上门治疗和密切的医疗管理予以避免。死亡有时发生在最后一场灾难之后，有时发生在病人 88 厌倦了反复治疗，或者提出"不再住院"之类的要求之后。

### 阶梯式衰退

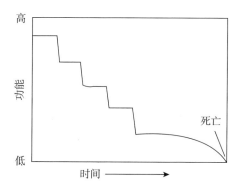

长期和短期的稳定不时因功能急剧下降而中断。每一次"新常态"都比前一次更差。这种模式常见于反复中风或患有血管性痴呆症的患者，反复住院的年老、体弱患者，以及住院谵妄（幻觉和长期认知混乱）患者或受到其他伤害的患者。 89

**逐步衰退**

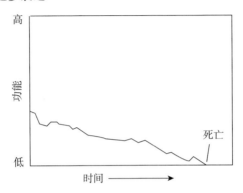

力气和活力渐渐消失，同时消失的还有胃口和活着的兴趣。小病累累，感官衰退，肌肉弱化，久而久之，身体一点点朽坏。日常生活需要帮助的时间可能长达10年之久。这种轨迹在痴呆、超高龄、肾功能衰竭透析的病人中很常见。做医疗决定的责任往往落到家庭成员肩上。死亡有时候来得自然、温和，或者发生在决定弃用抗生素，顺其自然之后；有时候，病人死于肺炎、髋部骨折，或者身体强壮的人本可以战胜的感染。

## 帮助家人做好准备

把你绘制的路径图给家人看看。人们需要时间来

消化这个概念：有一天你会死。缺少准备的人在生命尽头会遭受沉重的打击。反复说，让每个人都接受这个真相。医生指出，要求抢救到最后一刻这种危险治疗的人，往往是因为心理冲突而不知所措的家庭成员。医生们之所以顺应这样的要求，是因为他们 <sup>90</sup> 害怕诉讼、投诉和糟糕的行业评价。一位外科医生告诉我："我无法告诉你有多少次我不想给某个人做手术，因为纯属徒劳，或者因为剩余时间的生活质量会受到很大的影响，但家属却坚持'采取一切措施'。"

"当然，我可以拒绝，建议他们另找一个医生，但如果病人在这期间去世了，即使我认为不干预是正确的选择，我也会受到攻击和'审查'。如果家人甚至试图提起诉讼，这会进入医生的记录。"因此，如她所说，她不情愿地在"撇清自己"之后，做了一次"听天由命式的"手术，把她已经披露了风险的情况原原本本记录在案。这样一来，有时候就会看着患者以恐怖的方式死去，处于麻醉昏迷状态，戴着呼吸机。"目睹和经历这一切令我痛心，"她说，"因为我是（尽管并不想）导致病人没能体面离世的原因之一。"

## 在姑息治疗领域寻找盟友

了解到你将面对的大致情况以后，建议在团队中增加一位姑息治疗医生。很多人从来没有听说过姑息治疗，或者把姑息治疗与临终关怀混为一谈。不要因此受阻。（简单地说，临终关怀针对的是可能在 6 个月内死亡的人，而姑息治疗在漫长疾病的早期很有帮助。）有了这重额外的支持，你经历的每一个方面都会更加容易。

姑息治疗的重点是减轻痛苦和改善功能，而不是治愈疾病。1543 年，威尼斯医生乔瓦尼·达·维戈（Giovanni da Vigo）此前的一篇论文有了第一个英文译本，至少在此之后，"姑息治疗"成为了一个公认的医学门类。他建议用"温和的疗法"处理"恐怖的"不治之症，而不是对它进行根本的打击。[8] 姑息治疗于 20 世纪 70 年代成为一个明确的医学专业，当时其他医学分支开始一门心思只关心延长寿命。患了导致身体虚弱的疾病时，如果想要拥有良好的生活质量，姑息治疗就是最佳医疗选择。

有些医院把姑息治疗称为早期临终关怀、支持性治疗、疼痛管理、症状管理、舒适治疗、重症或晚期疾病管理。不管名称是什么，你都应该提出要求，因为姑息治疗显著改善健康和生存时间，美国心脏协会[9]和美国临床肿瘤学会[10]都推荐尽早采取。

通常情况下，病人只有在放弃所有治疗尝试，并且预期寿命只有6个月的情况下，实施临终关怀才能得到保险补偿；与此不同，如果你仍在与疾病作斗争，并且希望活得更长，你可以采取姑息治疗。姑息治疗的医护人员将与以治疗为导向的专家协同工作。像物理治疗师和职业治疗师一样，他们不那么关注"你怎么了"，而会问"你最关心什么"，并帮助你实现目标。他们长于管理疲劳、恶心、焦虑和呼吸困难。在其他医生无能为力的情况下，他们也会扮演说真话的人、顾问和医疗决策教练的角色。他们不介意直言不讳地谈论死亡和失能之类的现实，并帮助你在情感上和现实中做好应对这些事实的准备，而且，因为他们是以团队形式工作的，专注于人的整体需求，所以往往有助于患者避免陷入零碎的医疗系统的缝隙里。

最近的研究表明，接受姑息治疗的人较少出现健康危机，住院时间也较短，因此受到医疗错误和感染影响的概率较低。他们死在医院的概率较低，更早加入临终关怀。他们经历的疼痛和痛苦较少，幸存者的情绪往往更加平和。奇怪的是，比起那些继续采取严酷的治疗，一直治疗到最后一刻，希望治疗可以延长寿命的人，他们的存活时间反而更长。[11]

92　　患癌症四年之后，艾米·伯曼的腰部出现了剧烈疼痛。姑息治疗让她免除了许多不必要的痛苦。癌细胞从脊椎转移到肋骨下部，导致神经末梢发炎时，标准治疗方法是放射治疗，每天做一次，持续二到四周，共做10—20次。可以预计的副作用包括疲劳、脱发、皮肤疱疹、神经损伤和免疫系统暂时弱化。

　　接受放疗之前，艾米咨询了迈蒙尼德的姑息治疗专家，权衡了利弊和其他选项。[12]他们发现，研究表明，一次谨慎聚焦的"强烈"辐射效果不亚于多次比较微弱的辐射[13]。这是艾米和她的保险公司进行了一番斗争之后的选择——保险公司一开始不愿意为采取安全辐射需要做的昂贵扫描支付费用。她的背痛在一天之内就消失了，她省却了疼痛之苦，没有浪费工作时间，还不用支付需要个人自付的几百、几千美元的费用。

## 思考赋予你生命意义的事情

加州门洛帕克的教材编辑杰瑞·罗曼诺（Jerry Romano）[14] 因心脏病发作，做了开胸手术，才60多岁就只好退休。他得到一位姑息治疗医生的帮助。70岁时，他的心脏问题变得非常严重，心脏病专家决定给他植入除颤器。除颤器有"胸中急诊室"之称，一旦心脏出现异常跳动，生命受到威胁，它会施加强大而令人痛苦的电击，"重启"心脏。（相比之下，起搏器的冲击较小，提供持续而微弱的电脉冲，使心脏以健康、规则的节奏跳动。患者几乎没有感觉。）对于杰瑞的症状、胸痛和呼吸困难，这个机器无济于事，还让他无法做那些赋予他生命以意义的事情——在他家后院的木屋里为孩子们制造漂亮的彩绘木头飞机和玩具。他厌倦了失去兴味的生活，要求停用除颤器。完成这件事之后，一位姑息治疗医生让他在夜间吸氧（缓解呼吸困难），并为他调整了药物（缓解胸痛）。他回到木屋继续制造玩具，感到生活恢复了意义。

如果你的专科医生犹豫不决，认为现在转到姑息治疗为时"太早"（遗憾的是，这仍然是一种常见的反应），请注意，有些医院不需要医生出具转诊证明，病人可以直接联系姑息治疗科。有些临终关怀机构也提供姑息治疗，他们通常可以帮助你找到提供姑息治疗的医生，getpalliativecare.org 网站也提供该项服务。

如果找不到姑息治疗机构，你可以采取姑息治疗医生会采取的措施：务必明确交代你认为什么样的生活对你有价值，并确保你得到的治疗服务于这些目标。"你喜欢看歌剧吗？"加州大学旧金山医学院姑息治疗专家、医学博士道恩·格罗斯（Dawn Gross）问道，"你希望可以种花、唱歌、弹钢琴、玩填字游戏、滑雪、购物，或者和孙辈吃饭、聊天吗？"你要弄清楚哪些事情令你快乐，并在每次就诊时让医生了解你是否仍然做得到。

"医生不会考虑你是否能种花，"格罗斯说，"他们只会想，'我要尽我所能延缓这种状况，尽量把它治好。'如果你立场不坚定，那就很容易被动卷入这样一股强大的医学潮流：假定你无论如何都想尽力永远活下去。"

每次就诊时，让医生（也许还有你自己）了解你最关心的事项。安东尼·巴科是华盛顿大学一位重要的肿瘤专家，他帮助创立了一个名为"关键对话"的项目，94培训肿瘤专家与病人进行有意义的交谈。"患者告诉我他们可以画画或者铺床，这样的信息对我很有帮助，"巴科说，"这跟用 10 分量表报告你的症状有很大的不同。"

最后，解决你的恐惧情绪。询问医生：

· 死于我这种病有什么感觉，药物如何缓解症状？

· 如果我决定实施严格的姑息治疗，你还继续担任我的医生吗？

· 对我这样的病人，什么时候采取临终关怀效益最大？

## 保持掌控

别让治疗影响到生活。把有限的精力和时间花在你觉得重要的事情上。为此，不妨拒绝那些不服务于你目标的检查、治疗和就诊。巴科医生建议你询问："这项检查将如何改变我们正在做的事情？还是说，检查的目的是得到更多的信息？如果是这样，那就免了。"

你没有义务建构一份庞大的病史，或者监测一种无法治愈的疾病。缩小肿瘤、阻止肿瘤生长听起来不错，奇怪的是，肿瘤萎缩本身并不表明寿命可以延长，或者日常生活会得到改善。2004 年至 2014 年期间，经 FDA 批准、"有效"抑制肿瘤生长的癌症药物中，大约 74% 的药甚至一天都没有延长患者的生存时间。[15]（相反，问问这种疗法"在临床上是否有效"，意思是，它是否真正有益于病人。）别把注意力放在重复的扫描上，定睛在自己的身体上。针对你的健康状况，你的感觉如何、还有多少办法，或者还有没有办法，这些指标更有意义，可以更好地预测你的未来。

顺便说一句，别把媒体大肆宣传即将到来的突破性进展太当回事。半个世纪以来，这样的报道总是定期出现。以癌症免疫治疗的最新进展为例，它延长了一小群人的生命，但迄今为止，免疫疗法还不是一种治愈方法。很少有人谈到，肿瘤消失的"蜜月期"之后，癌症通常会卷土重来。总的来说，赢得的时间通常不超过几个月，而治疗对免疫系统产生的抑制有可怕的副作用，可能会破坏健康，甚至危及生命。

有些治疗方法把死亡时间推迟数年之久，副作用也相对较小。另一些治疗方法推迟死亡，但不能恢复健康。

还有一些方法是多重的失败：破坏了剩余生命的质量，缩短了生命的长度，自付费用耗费了病人的财富。这种医学迷宫甚至让艾米·伯曼这样受过大量医学训练的人都感到摸不着头脑。

作为这种混乱环境的指南，请记住收益递减律[16]。如果你的疾病处于晚期，那么后续的每一轮治疗带来的收益可能都不及之前的治疗，并且效果维持的时间更短。如果你越来越虚弱，情况就更是如此。肺癌患者在第三"线"或者第三轮治疗之后，平均生存时间是四个月。第四轮治疗跟不治疗没什么效果上的差异，用约翰·霍普金斯大学的肿瘤与姑息治疗医生托马斯·史密斯（Thomas Smith）的话说，"无效、有毒，延误了接受临终关怀的时间"。[17]

因此，无论是反复化疗、体外心脏泵还是透析，确保你了解这些劳神费力的治疗如何影响你的生活、功能和健康。许多此类治疗被称为"半吊子技术"，因为它们在不恢复健康的情况下避免死亡。它们往往给照顾者带来沉重的负担，严重损害了病人余生的生活质量。医生提供某种方案，保险公司为之付费，并不代表那就是 96

一个好主意。有的治疗痛苦大，回报低，而医生又觉得有责任推荐给患者，这种情况下，如果患者拒绝，他们会在心里松一口气。无论法律还是道德都不要求你接受你不想要的治疗。大多数人认为有些命运比死亡更糟糕，你得划定**你自己**的底线。

进行过程中，确保你和你的医生观点一致。医生每次提出新的治疗方案时，问问他希望达到什么目标。提醒一下，医学的五大传统职责是：预防疾病、恢复功能、延长生命、减轻痛苦和关怀死者。这些目标有时候是同步的，趋近生命的尽头时，彼此可能会冲突。你的医生想实现哪个目标？问一问："你希望这让我活得更久吗？是治好我的病，还是延缓病情发展？或者改善我的日常感觉、功能？"认真衡量这些优先考虑是否与你自己的优先考虑相匹配，以及这些权衡对你是否有价值。

如果你理解隐蔽的经济刺激促进了过度治疗，那么这个意识有助于你保持自主权和道德权威。仅制药行业在华盛顿的游说者就超过 3000 人，他们根据客户的利益影响医疗政策。例如，很少有癌症患者知道，肿瘤专家一半以上的收入来自于药品提成（2017 年为 4.3%），他们可以提高他们开给患者的药品和给患者注射的化疗药的价格。这种被称为"购买、收费"[18]的资助体系导致了一种不幸的动机，即鼓励医生给患者推荐最贵的化疗药，并在药物早就没有疗效之后很长时间还在让患者使用。这个特殊的系统不利于肿瘤专家留出时间与患者进行艰难的交谈，并令他们陷入了可怕的困境。

所以，请保持主控权。根据不确定性和直觉做出 97 你可以忍受的最佳决定。梅里珍·布洛克（Merijane Block）带着一种发展很慢的转移性乳腺癌生存了 20 年，癌症最终扩散到了脊椎，她说："这些年来，我参加了很多支持小组。我认识的一些女士采取了各种措施……结果还是死了。这完全是一件碰运气的事。"

梅里珍接受了放疗、手术和药物治疗。但 20 年来，她一直拒绝接受直接注入血液的化疗药，这些药会损伤皮肤、头发和骨髓中的非癌组织。她说："我不能吃一种损伤健康细胞、破坏性这么强的药。我强烈地觉得它要么杀死我的身体，要么杀死我的灵魂。"

随着时间的推移，癌症和为延缓癌症发展所采用的放射治疗导致慢性疼痛。梅里珍先是用助行架，然后坐轮椅。她说："对我来说，使用更容易的药物的日子似乎已经结束了。"由于担心可能痛苦而旷日持久的死亡，她约见了医疗中心的一位姑息治疗医生。

他指导她如何与她的肿瘤医生进行坦诚的交谈，梅里珍与这位"杰出的临床医生"建立了联系，但有些畏惧她。下一次见面时，梅里珍把手放在这位肿瘤专家的手上，温柔地对她说："我准备转向严格的姑息治疗。你还可以继续做我的医生吗？"肿瘤学家眼里噙满了泪水，她说："我会一直陪你到最后。"两个女人都洒下了热泪。

疾病继续发展的过程中，一些人寄望于为未经试验的药物充当临床试验对象。在你进入"第一阶段临床试验"之前，认真考虑一下你的动机。有些人觉得在死前为科学知识做贡献是一件有意义的事，这是一个可以实现的目标。但在临床试验中充当小白鼠是一场赌博，改善健康或延长寿命的几率可说微乎其微。

考虑一下统计数据。未经测试就开始临床试验的癌症药物中，有95%的药一直得不到FDA的许可[19]，因为它们要么有危险，要么无效，或者既危险又无效。《新英格兰医学杂志》报道的一项突破性研究证实，只有5%的志愿者赢得了更多的时间[20]，其中一半（占总数的2.5%）的人存活时间不超过6个月，而且目前还没有对那段时间的生存质量进行评估的优秀研究。一些参与者经受了非常严重的副作用，以至于退出了研究，或者比非受试者更早去世，并承受了更多的痛苦。因为这个惨淡的记录，医学伦理学家乔纳森·金梅尔曼（Jonathan Kimmelman）最近在《临床肿瘤学杂志》（*Journal of Clinical Oncology*）上撰文指出，必须打击把"未经证实的干预措施肆无忌惮地推销给绝望的病人"[21]这种做法。

所以请认真想想临床试验对你的要求。你愿意把不多的时间花在看门诊上吗？"能量是你最宝贵的商品，"肿瘤学家巴科说，"想想你想把它用在哪里。人们把临床试验视为无风险的彩票，其实它们是有代价的。"

## 创造性思考

对一些人来说，把"厨房水槽以外的全部家当"投入对付致命的疾病已经成了一种医学式的死亡仪式。用著名癌症研究者、《重病之王》一书作者悉达多·穆克吉（Siddhartha Mukherjee）医生的话说，这种方法可能导致"焦土战式的手术[22]，有很多长期后果"。患者和医生中间普遍存在一种心照不宣的信念，以为接受的检查、手术、专家、治疗和就诊的次数越多，寿命就越长，生活质量就越好。情况可能恰恰相反。最近的研究强烈表明，在生命的最后几个月，无论对身体脆弱还是相对健壮的癌症患者来说，更多的化疗往往会缩短生命，死亡质量也更差。[23]

许多科学研究探索如何迎头攻击病症的治疗方法，很少有研究者考察"身体如何对抗疾病"。穆克吉指出，癌性肿瘤每天都会脱落数千个细胞到血液之中，但只有在某些人身上，这些细胞才会发展成转移性病变。[24] 我鼓励你探索许多低成本、低风险的方法以增强免疫系统，那是你的第一道防线。它们可能会改善你当前的感觉和功能，并且不太可能给你造成伤害。如果你得的是可治疗的乳腺癌，我并非建议你用胡萝卜汁代替肿瘤切除术，而只是说，你应该尊重身体和心灵为康复做出贡献的能力。

一些观察了大量患者的研究表明，患了限制生命的疾病之后，有些人把锻炼身体、采取健康饮食和获得情感支持作为传统药物的补充，而不是替代品，这些人往往活得更长久。不含蛋白质的素食可以减缓肾衰竭。血流中维生素 D 含量高的人，在接受结肠癌治疗之后，表现往往更好。那些采用地中海饮食等所谓非西方饮食的人也是如此，他们用蔬菜、全谷物、橄榄油、鱼和水果代替红肉、糖、白面包和其他经过大量加工的"食品"。针灸可以减轻各种疼痛。坚持采用温和、不太可能伤害你，并经证明有效的补充疗法。大多数疗法都不能获得医疗保险或其他保险的支持。

100

## 重新定义希望

肿瘤专家巴科说："我对希望的热情不高。"他敦促病人不要这么关注希望，从而忽视了当下。"很多人都想实现某种愿望，"他说，"他们希望以某种平和的方式死去，或者以某种方式重新与人建立关系。如果他们能调整方向，享受当下发生的一切就好了！"他还敦促他们思考这个问题："你今天可以做什么让你真正觉得开心的事情？"

你可以考虑以下这些希望和死亡仪式，代之以对死亡的徒劳战争。

**留下美好的情感遗产**。预计死亡将至时，有些人写下给子女和孙子女的"遗言"，讲述生活教会他们的东西。其他人为女儿和儿子撰写纪念里程碑事件的信，让他们在大学毕业或婚礼当天展读。加利福尼亚州红木市凯撒永久医院的姑息护理医生肖珊娜·赫尔曼（Shoshana Helman）说："儿子、女儿的第一个孩子出生时，你可能没法到场，但写一封信，到时候打开来读，这是办得到的。"

**好好享受余下的时光**。特德·马歇尔（Ted Marshall）是一位优秀的木匠，受过精细的日本传统木工训练。患上致命的脑肿瘤胶质母细胞瘤后，他和妻子莎莉采取了一切可能的措施：手术、放疗、常规化疗和非标药物，东方医学、低碳水化合物饮食，一种用电流杀死肿瘤的帽子，以及来自古巴的蓝蝎子毒液。

他们也开诚布公地讨论如果特德还有 6 个月到 2 年的时间，他们希望如何生活。莎莉希望他尽可能快乐。特德想把他们在加州里士满一个合作住宅社区买的公寓装修好，这样他去世之后，莎莉有个地方住，并处于良好的经济状况。

这对夫妇的座右铭是"不要推迟享乐"。第一年，他们参加了在内华达州埃尔科市举行的牛仔诗歌聚会、在华盛顿汤森港举行的小提琴节，以及在北卡罗来纳州阿什维尔和西弗吉尼亚州克利夫托普举行的美国"寻根音乐"聚会。回家以后，特德在朋友们的帮助下完成了对房子的装修。莎莉说："我们从他余下的生活中攫取每一点乐趣。"

在接下来的三年里，特德逐渐丧失了拼写、工作和开车的能力，他甚至不记得关上冰箱门。凡事都不容易，但他在临终关怀下，在夫妇俩装修精美、没有房贷的家中平静辞世，享年 68 岁。

**去冒险吧**。90 岁的诺玛·让·鲍尔施密特（Norma Jean Bauerschmidt）[25] 是一位退休护士，住在密歇根州的普雷斯克岛，得知患了四期子宫癌后，她拒绝了子宫切除手术和化疗。她不肯进入疗养院，而是同儿子和儿媳一起搬进了一辆房车。他们三人用了一年时间参观各个国家公园，诺玛先是步行，然后是坐轮椅，最后借助氧气罐。诺玛没有做 CT 扫描，而是第一次尝试了足疗，她骑在了马背上，登上了热气球。

102

死前一个月，她儿子把房车停在西雅图海岸外惠德贝岛一个朋友的地盘上，诺玛就地加入了临终关怀。她去世的时候 91 岁，是在踏上旅途 13 个月之后。

**让你所爱的人在你离世之后处于良好状态**。艾米·伯曼和她的女儿斯蒂芬妮翻新了她们共有的房子，选择了"符合斯蒂芬妮品味"的油漆颜色和最终效果，"我走了以后，她会感觉这是她的家"。现在她女儿负责支付家里的账单，这样，母亲死后她就不至于茫然失措。母女俩经常和大家庭成员聚会，确保斯蒂芬妮将来感到有人了解自己，有人保护和爱。

艾米还在世，但她已经无法管理财务和家庭事务了，她在笔记本里详细交代了处理这些事情的方法。她对墓址、死后要通知的人，甚至追悼会结束后要去哪里订购食物，都做了安排。她死后，她的银行账户和 401K（美国一种退休福利账户）都会自动转到斯蒂芬妮名下。

"这些行为听起来很平凡，但它们深深代表我对死亡的接受，是我对留下来的人的关心，"艾米说，"它们是无私的爱的行为，即使看起来微不足道。"

艾米对葬礼没有特别的要求，因为她认为葬礼的目的是安慰活着的人。她估计女儿将遵循传统的犹太悼念仪式，先是坐七：待在家里，七天不出门，把所有镜子盖起来，燃起蜡烛，同时接受亲友悼念，他们会带来食物，和她一起回忆母亲。斯蒂芬妮将对悼念者念卡迪什，这是以荣耀上帝为目的的日常祈祷，为期 11 个月。艾米去世一周年之际，以及此后每一年的周年纪念日，斯蒂芬妮都会点燃一支雅尔泽特周年纪念蜡烛，蜡烛燃烧 <sup>103</sup>24 小时，直到火苗熄灭。艾米说，也是在一周年纪念日那天，"我女儿将为我的墓碑揭幕，从此结束她的悲痛。未来的岁月里，她来墓地看我时，会找一个石头，放在我的墓碑上。"

这些都是将来的事。眼下，艾米说："我不把自己视为将死之人。确认死亡之前，我还活着，我选择充分地活着。"你无需一个致命的诊断也可以获得这种双重的觉知。

准备方法： <sup>104</sup>

·做出任何重大医疗决定之前，先停下来思考。

·加入支持小组。

·找一位姑息治疗医生或护士。

**打破沉默，问医生这样一些问题：**

·你可以描绘一下我这种病的一般进程吗？

·你希望这种治疗达到什么目的？

·它将如何影响我的日常感受？

·有哪些优缺点和替代方案？

·患我这种病的人死状如何，药物可以如何缓解我的症状？

·如果我严格施行姑息治疗，你还做我的医生吗？

·我这种疾病的患者什么时候加入临终关怀效果最好？

**扪心自问：**

·哪些活动或能力让我的生活有价值？

·我有哪些最大的恐惧和遗憾？

·鉴于时间可能不多了，我想如何度过？

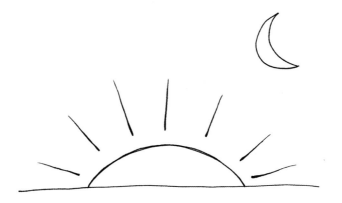

# 第五章

# 纸 牌 屋

　　如果有人曾给我们警示就好了·认识到自身的虚弱·远离医院·在上门服务项目中寻找盟友·升级预立医疗指令·应对痴呆症·转向舒适护理·享受你的红丝绒蛋糕

尽管起风了……[1]

尽管狂风大作

月光仍然透过破房子的

楼板缝隙

照射进来

——和泉式部，简·赫什菲尔德、

马里科·阿拉塔尼英译

如果以下描述符合你或者你在意的人的情况<sup>2</sup>，
这一章对你有帮助。因为许多身体虚弱的人患有痴
呆症，无法再为自己做医疗决定，所以本章不仅是
为处于这个阶段的人写的，也是写给他们的照顾
者的。

- 你（或者你爱的人）处于"衰退"<sup>3</sup>中：失去了生活
  的热情、食欲、精力，以及对人际关系的投入。
- 从椅子上站起来，以正常速度走 10 英尺（约 3.0
  米），转身、向后走、坐下来，整个过程需要超过 20
  秒。<sup>4</sup>（这本身就是一个典型的虚弱指标：用定时器
  测测。）
- 在过去的一年里，你的体重减轻了 10 磅（约 4.5 千克），
  或者下降了 10%。
- 在无人帮助的情况下，你走不了半英里（约 800 米），
  拧不开罐头盖子，举不起一把餐椅。
- 需要双手支撑才能站起来。
- 经常摔倒，已经需要使用助行架或轮椅，或者需要借
  助桌面和台面保持平衡。
- 每天的睡眠时间超过 10 个小时。
- 需要请人护理，或住在养老院、辅助生活机构，或者

与亲属一起生活。[5]

· 过去一年至少看过一次急诊，回家以后情况恶化，而不是改善。

· 已经从忘记别人的姓名，发展到不记得回家的路。

# 如果有人曾给我们警示就好了 [6]

医学博士丹尼尔·霍弗（Daniel Hoefer）在圣迭戈一家大型非营利医疗组织夏普瑞斯－斯蒂利医疗系统担任临终关怀、门诊姑息治疗及其他重症项目的首席医疗主管。他有时候让老年病人把身体想象成银行账户。他说，从20多岁到40多岁，生理账户充满活力和弹性，由于可以支取这些活力，人们可以迅速从事故、疾病和手术中恢复过来，恢复情况良好。

但人体的能量仓库是有限的。从中年晚期到老年晚期，我们的储备不断减少。免疫系统弱化，退行性疾病折磨重要器官，肌肉萎缩，神经逐步衰亡，从各种打击中恢复过来所需要的时间加长了。银行账户终有告罄的一天。然后，任何创伤——跌倒、意外，甚至是善意但压力巨大的手术，都可能带来灾难性的后果。

以丹尼尔的父亲里克·霍弗为例。

里克是一位海军老兵和退休飞行员，年轻时他喜欢吹单簧管、骑摩托车。他和妻子玛丽住在米慎维埃荷，这是奥兰治县一个绿树成荫的郊区，距丹尼尔在圣迭戈的家大约两小时车程。霍弗夫妻俩在这条街上生活了40年，与街坊邻居之间相互照应。

庆祝80岁生日时，里克的头脑仍然清醒。他和四个成年子女相互来往，他喜欢看孙子孙女在游泳池里嬉戏。但是，他要应付与年龄相关的身体衰退，以及其他三种严重的健康问题：糖尿病、心脏病和低血红细胞症。他每天睡10到12个小时。他不怎么出门，借助助行架在房间之间来回走动。

用丹尼尔的话说，里克"勉强维持，还行"，幸亏有妻子、邻居的帮助，丹尼尔和他的三个兄弟姐妹也时不时来探望，他过着近乎独立的生活。里克83岁的时候，丹尼尔发现老人的脚踝出现了水肿，这通常是心脏病的征兆。一位心脏专家发现里克的主动脉瓣变窄，限制了心脏有效泵送血液的能力。医生推荐了一种叫作经导管主动脉瓣置换术（TAVR）的创新手术。这种手术无需切开胸腔，只需把人工瓣膜放进动脉，远远地将其推送到位就行。对于年老体弱、经不起传统开胸手术的人，医生经常推荐这种方案。

丹尼尔·霍弗在照顾体弱多病的老人方面积累了数

十年的经验。他担心父亲无力从手术中恢复过来。单独看起来，老人家的每一个健康问题似乎都是可以控制的，但加在一起就麻烦了。

在给其他医生所做的题为"如果有人曾给我们警示就好了"的演讲中，霍弗提醒同行，许多研究表明，虚弱的病人住院时间更长，手术后接受专业护理、出现并发症的可能性超过回家调养[7]。

即使对身强力壮的年轻人来说，医院也不仅是令人不舒服而已，它同时也是危险之地。每年有超过 25 万美国人死于医疗失误，诸如院内感染和药物混用。这类错误构成美国人的第三大死亡原因，体弱的人不太可能活下来。身体虚弱的人也更容易受到医院里的各种普通压力影响，比如噪声、不健康的食物、夜间检测生命体征带来的打扰，以及长时间不活动的危害。

多亏最近的改革，政府机构对医院和外科医生进行严格的跟踪和评估，了解病人是否在医院跌倒，术后存活时间是否超过 30 天，是否感染，或者是否在出院之后 30 天内再次住院。但没人追踪病人是否失去了记忆 110 或行走能力，或者是否在住院之后不得不永久搬去疗养院。除了家人以外，很少有人了解这些情况。

这就解释了丹尼尔的担心为什么如此一针见血。手术后，他父亲的心脏功能可能会好一些，但包含心脏在内的整个人体的功能可能会恶化。

丹尼尔给他父亲送去了医学研究报告，问了他很多问题。心脏专家是否讨论过"在你身体虚弱的情况下"做手术的风险？在最好的情况下，经导管主动脉瓣置换术也存在 14% 的几率出现严重并发症，如中风、心脏病发作、严重出血或肾损伤。里克的医生确实同他讨论过这些风险，但他没有预见到灾难性、总体性的精神或身体衰退的可能性。

里克感谢儿子的关心。他和心脏专家决定在门诊做微创"球囊瓣膜成形术"，扩展僵硬的主动脉瓣。

在医院的心导管实验室里，医生将一根柔软纤细的管子经血管伸进心脏，然后给气球充气，扩大瓣膜，改善血流情况。里克连一个晚上都没在医院住。心脏的泵血效率提高了，腿上多余的液体神奇地消失了。按照外科医生、医院和政府机构的评判标准，这次手术成功了。

但对里克来说，却并非如此。丹尼尔担心的所有状况都出现了。

让他父亲倒下的不是心脏病发作、中风，或是医疗失误，甚至不是长期住院，而是压力之下出现的一系列炎症反应，包括大脑在内的多个身体系统受到了影响。做瓣膜成形术之前，里克每天睡 10 到 12 个小时，手术之后，他的睡眠时间是 16 个小时，后来达到了 20 个小时。在那之前，他头脑清楚，参与生活。术后回到家里，他精疲力竭，不辨东西，注意力涣散，有时神志不清。头脑混沌的状态持续了三个星期。111

里克·霍弗很少可以再进行清晰的思考了。他在夜间出现幻觉，把他妻子吓坏了。

老年人一旦卧床，每天丧失 5% 的肌肉，这是一个惊人的数字。卧床 3 周不活动之后，里克枯瘦的双腿只剩下了一把骨头，上面覆盖着一层纸一样薄的皮肤。他太虚弱了，连在椅子上坐坐都不行。以前，他借着助行架在屋子之间走来走去，现在要两个人一起才能把他从床上抬到轮椅上。他再也不能走路了。

做瓣膜成形术之前，可能一根羽毛就可以把丹尼尔的父亲压垮，结果，手术就是那根羽毛。丹尼尔帮助他加入了临终关怀，9 个月后，里克在自己家里，在睡梦中安然去世。

"纸牌屋"这章介绍的健康状态好像由扑克牌构成的不稳定结构，常见于 90 多岁或痴呆症中后期人群。一旦他们"跌个大跟斗"，国王的全部人马也救不了他们。尽管看起来有悖常理，但如今所谓的保护病人，让他们免受不当治疗的伤害，至少与获得最有效的治疗同样重要；大多数有效的治疗都很温和，如果可能的话，可以在家里实施。现在，良好的医疗包括找到医生出诊服务，将重点放在舒适方面，升级预立医疗指令，思考通往平和死亡的途径，尽一切可能减少创伤性住院治疗或急诊室就诊的风险。现时情况下，最现实的目标，可能是不要让糟糕的情况雪上加霜。

这个转变可能不易驾驭。抓住最后一线机会，采取改善身体状况的医疗技术——这样的希望很诱人。自从伊莱·惠特尼（Eli Whitney）发明轧棉机以来，我们的文化形成了一种幻觉，仿佛技术进步将使乌托邦指日可待。但用哀伤咨询师梅根·德维恩（Meghan Devine）的话来说，"生活中有些问题是无法解决的，只能与之共处"。

纸牌屋阶段的人大多有"衰退"的迹象，处于循环式或阶梯式衰退状态。大约1/4的美国人在70岁之后身体开始变得虚弱，到81岁时，约有40%的人处于虚弱状态。[8]非常健康、易于康复的人大约占老龄人口的1/4，在生命的尽头，这些人处于虚弱状态的时间只有几周或几个月。

## 认识到自身的虚弱

一定要认识到，虚弱是一个独特的健康阶段，因为以前有效的医疗方法现在可能会造成伤害。这个时候要消除医疗风险，降低人们对医学的期待，并且随着生命慢慢结束，清楚"活得好"意味着什么。如果你或者你所关心的人仍然处于支离破碎，以危机为中心的医疗服务传送带上，专注于延长生命，而不是维护功能和减轻痛苦，那么，另寻出路是明智之举。

虚弱人士如果处于整合协调的医院系统中，情况往往好过系统外面的人。一系列的专家试图解决多重虚弱问题时，往往没有注意到许多家庭和病人最主要的关切。大多数体弱者都希望减轻照顾者的负担。他们需要实际的支持，比如日托计划、家政服务，或者上门送餐服务，他们害怕不得不住进疗养院。去医院看病和不必要的急诊把他们搞得疲惫不堪。

但人们很少和医生谈起这些忧思。某种意义上，这些问题似乎不够"医学"。在医生诊断室的催眠范围内，人们常常认为改善测试分值和推迟死亡是每个人的首要目标。但享受当下、爱与被爱、接受帮助，以及为一个好的死亡做好准备，也许更现实、更重要，尽管可能还可以活一两年的时间。除非公开讨论你的问题，否则你和你的医生可能并未形成共识。说出心里的想法吧。一直坚持表达对你（或对你所关心的人）而言最重要的事情，即使它们平凡、寻常，比如继续住在家里、继续行走、弹奏音乐，或享受和孙辈在一起的时光。

## 远离医院

身体虚弱的人晕倒、摔倒，身体有个把小问题，这些都是司空见惯的情形，放在过去，就是一个"状况"，人们或者不予理睬，或者请家庭医生上门瞧瞧。如今，过于忙碌、收入过低，官方称谓是"初级保健提供者"

的那些医生可能甚至不会在当天挤出时间见你，或者让护士回你电话。在没有医生上门服务的辅助生活居处[9]，国家政策通常要求在发生任何"医疗事件"后立即送医，这通常意味着，即使发生轻微摔伤，也要拨打911。

唯一的救援方式，特别是在下班之后或者周末，就是被送到急诊室。虚弱的老年人常常得在急诊室坐上几个小时，因为医生首先要照顾有生命危险的感染患者、心脏病患者和外伤患者。倍感沮丧的实习医生可能会使用冷漠的"黑话"，暗地里把他们称为"常客"。

经过无数的检查之后，虚弱的老人可能会回到家中，可原来的问题往往并没有解决；或者短暂住一段医院，然后在一个陌生的疗养院住上三星期。对于精力仍然旺盛的人，疗养院的康复治疗可以恢复身体功能，但对于非常虚弱，尤其是精神错乱的人，压力和迷惑往往导致身体功能大幅下降。这种循环反复出现，把陪护、医务人员和机构工作人员搞得像病人一样筋疲力尽。曼哈顿西奈山医院的艾琳·卡拉汉（Eileen Callahan）博士说："作为老年病医生，我们所做的就是不惜一切代价让病人远离医院。这往往是一个改变生活的事件。"[10]

虚弱的人只有在出现急诊医生擅长处理的情况时才

应看急诊[11]：需要静脉注射止痛药的顽固性疼痛、骨折、或者需要缝合的外伤、控制不住的出血，超过 40 度的发烧、需要静脉注射抗生素的严重感染，或者需要立即注射抗凝药物的中风。如果一个人已经虚弱到无法承受手术的程度，那就没有必要让他接受 CAT 扫描之类紧张的诊断性检查，因为检查并不会改变治疗进程。

如果体弱病人轻微摔伤，站不起来，可以考虑不要拨打 911，而是致电消防部门，请他们提供"抬起和协助"服务。给接线员讲清楚，这是"非急救抬起"（请使用原话），你只需要两个强壮的消防队员，而不需要救护人员，请他们来一趟，把虚弱的病人抬到床上。另一个选择是拨打 911，虽然这个风险要大一些。仍然请强调这是"非急救抬起"。然而，一旦有急救人员随着救护车前来，他们可能会极力劝说老人去医院。


不要认为你非去（医院）不可。晕倒和跌倒本身并不是紧急情况：在这个健康阶段，它们通常是生活事实。摔倒的原因可能是从椅子上起身时速度太快、吃得太少、或者饮水过少、过热、尿路感染、心动过缓，可能是对百忧解等抗抑郁药的不良反应，或者过量服用了降压药、降糖药。这些情况在急诊室都不能得到最好的治疗。考虑饮水、休息，预约紧急医疗中心的门诊医生或家庭医生。（如果你加入了一家整合协调的医疗机构，你可以打电话询问24小时在线值班的护士，或者去它的急救部门。）带上所有药品（包括补充剂），供医生做药物审查。然后你可以在一个更加平静的氛围中研究各种选项。

以上告诫也适用于外科手术。在同意采取各种侵入性手术之前，建议你从与康复相关的三个因素的角度，评估你（或你为之承担责任的人）的立场：

· **精力**。如果仅仅挺过一天就需要消耗所有的精力，那你就不会有多余的精力用于恢复健康。老年病学专家埃里克·威德拉（Eric Widera）博士认为，那些靠自己的力量连半英里都走不了的人，很有可能无法从手术中恢复过来，并且失能程度可能会加重。

· **肌肉**。即使在医院卧床几天，肌肉也会萎缩。如果一个人虚弱到不能轻松从椅子上站起来，那他可能永远无法恢复独自站立的能力。

· **思维敏锐度**。如果简单的"精神状态微型检查"显示轻度或中度痴呆，那么进了医院之后，你可能会感到困惑，产生幻觉，这种破坏性的病况被称为"医院谵妄"。谵妄一度被认为是一过性的，但许多有过这种状况的老年人再也不能恢复关键的精神和身体功能，3/4 的人最终进了养老院，35%—40% 的人在一年内离世。

如果你在这些示警指标上的评分很低，但又必须去医院，那么家人和朋友应该警惕你可能会迷失方向、疲惫和出现用药错误。戴上助听器和眼镜，它们可以减少迷惑和无助。耳塞和眼罩有助于睡眠，请护士长或主治医师下达指令，禁止任何人在夜间为采集生命体征把你从睡梦中叫醒。请朋友带来健康的外卖食品，或者从家里带你喜爱的菜肴，跟你一起享用。检查医护人员给你的所有药品——药物过量和药物混合的情况很常见，客气地请医务人员在接触你之前先洗手，以降低感染风险。如果穿自己的睡衣，把家人的照片放在看得见的地方，你的自我感觉可能会好些。最好不要在医院住太久，尽快回家。如果你觉得回家还好些，可以"不遵医嘱"，离开医院。每年有五万老年人采取这个做法。[12] 有些人在医院的文件上签字，表示知道（出院的）风险，另一些人干脆连文件也不签，直接离开医院。

## 在上门服务项目中寻找盟友

　　医生（或者护士）上门服务是一种古老的医疗实践，从希波克拉底时代到 20 世纪中叶的美国，这是一种标准的做法，恢复这种做法可以很好地避免住院的危险。这些措施正在恢复中：退伍军人管理局以家庭为基础的初级保健项目备受推崇，堪称这方面的金牌标准，它让数万名重病的退伍军人得以在家里接受医疗护理。目前只有 5% 的退伍军人享有这项服务，在所有的退伍军人项目中，它的满意度是最高的……排队等待的名单很长，进了这个项目的人感觉就像中了彩票一样。

　　一位病例管理护士确保每个人都达成了共识，在健康问题演变成危机之前，把它们消灭在萌芽状态。医生和护士上门服务，社会工作者、职业治疗师、物理治疗师，以及现场做 X 光检查、抽血做诊断测试的技师，都是如此。有些医疗保险优势方案和其他一站式医疗机构提供类似的方案（如南部和中西部的许多地区提供的 Aspire），但覆盖范围没这么广。这些方案有时被称为"前期临终关怀""重病管理"或"居家姑息治疗"，可以

117

根据这些名目提出要求。

如果没有相关项目，建议找一个提供出诊服务的私人医生，或者增加一个独立的项目，比如如今已经终止、令人怀念的"医生上门帮助老人"（DASH）项目 [13]。这是在加州圣塔巴巴拉市实施的一个项目，2012 年至2018 年间，在医生的指导下，它的护士上门为老人服务。其会员看急诊的数量平均减少了 40%。例如，退休护士卡蒂娜·埃塞尔（Katina Etsell）照顾着她 90 多岁的父母。两位老人一个靠助行架，另一个坐轮椅。约见平常的医生要等几天时间，而他们的健康问题通常很紧迫，等不了这么久，但又很少严重到必须去急诊室待上几个小时的程度。

"我们要等几天或者一周才能约到医生，而我们希望当时马上就可以处理问题，"60 多岁的卡蒂娜说，"送他们去医生诊室，我得把他们从轮椅和助行架上弄进车里。我办得到，但非常困难。"

卡蒂娜每月支付 90 美元，让父母加入了"医生上门帮助老人"项目。该项目是一个补充——夫妇俩保留了他们的家庭医生。在他们出现紧急状况时，特别是下班时间和周六，卡蒂娜可以致电"医生上门帮助老人"

项目热线。护士通常会在 24 小时内上门探视。护士通过电话与指导医生交流，当场就可以进行血液或尿液检查。

如果问题在家里无法解决，护士和指导医生会让他们找私人医生。例如，抗生素耐药的金黄色葡萄球菌导致卡蒂娜老父亲的头上长了一个疖子，护士把他送到他的医生那里，医生捅破了疖子，让他服用一种强力的抗生素。这种药引起了胃肠道出血，卡蒂娜致电护士，护士建议她不要送老人去急诊，先试试普洛赛克（奥美拉唑）。幸运的是，这个非处方药很快就见效了。卡蒂娜认为，在四年的时间里，"医生上门帮助老人"项目让她的父母少看了十几次门诊和急诊。

每个护士的包里都装有 30 种常用药。他们可以提供两天的药量，并安排医生给当地的药房下一份完整的处方。

这个项目也服务住在疗养院和辅助居住区的人们，对轻微跌伤的居民来说，这是天赐之选。他们恳求不要把他们"绑"去急诊室。圣塔巴巴拉市任何年龄段的人，只要有医疗补助，都可以免费享受这项服务。享有医疗保险的单身人士每月支付 60 美元，夫妻两人每月支付

90 美元。

"医生上门帮助老人"这样的项目减少了救护车出动的次数和看急诊的人次——每次事故的花费很容易超过 10000 美元——由此为保险公司节省了数十万美元，但保险公司给这些项目的补偿很低，因此这类项目很少。不幸的是，"医生上门帮助老人"项目在 2018 年终止了，但全国各地仍然有类似的项目，值得找找。

许多项目得到一个医疗保险试点计划的财务支持[14]，该计划被纳入了《平价医保法案》中，名为"独立居家"计划（Independence At Home。这是诸多富有想象力的小型医疗保险倡议之一，应该予以扩大，覆盖所有需要的人），其中包括纽约布鲁克林的"随叫随到医生"（Doctors on Call）、密歇根州弗林特的"出诊医师协会"（the Visiting Physicians Association）、俄勒冈州波特兰的"出诊提供者"（House Call Providers），以及本书附录中罗列的其他机构。还可以找到其他项目，比如加州大学旧金山分校老年医学院有一个叫作"出诊项目"（House Call Program）的优秀项目，对年轻医生进行培训。

即使必须自掏腰包，如果负担得起，也不妨争取找一个出诊项目或护士上门探视项目。可以照着邮政编码按图索骥，在美国家庭医疗学会和出诊医师协会的网站上查找提供上门服务的私人医生。即便你找不到，那也要认可自己的尝试：人们需要这些服务，而提供这些服务的机构很少。

## 升级预立医疗指令

为了让你（或你负责照顾的老人）减少一次或多次艰苦而徒劳的临终求医经历，建议将预立医疗指令升级到更为详尽的"维持生命治疗的医嘱"（Physician's Order for Life-Sustaining Treatment，POLST）[15]，或某些州所称的"维持生命治疗的医疗指令"（Medical Order for Life-Sustaining Treatment，MOLST）。"维持生命治疗的医嘱"是打印在亮粉色纸页上的单页便携式文件，由医生与患者或患者的医疗代言人协商后填写。因为是医生的正式指令，所以，在医疗系统中，分量比由病人签署的"生前预嘱"大得多。

POLST 或 MOLST 让你有机会认识到，许多你曾经想要的医疗干预措施现在已经不需要了。大多数州都承认这两份文件。这两种医嘱是革命性的，因为它们打破了机构各自为政的做法，养老院工作人员、紧急医疗救护人员和医院都一致认可。许多家庭护理人员和护士发现，POLST 或 MOLST 经常容易丢失，或者有填写错误，所以应多留几个备份，所有备份都用亮粉色纸复印。

大多数 POLST 和 MOLST 列出了以下三个选项：

- **仅限舒适措施**，允许使用止痛药，但禁止抗生素、心肺复苏术、静脉输液和救护车送医。

- **有限治疗**，允许使用抗生素和静脉输液，但禁止采取积极措施，如心肺复苏或插管，是否送医院，要视勾选的项目而定。

- **全面治疗**，这意味着尽一切可能延长生命：心肺复苏、检查、药物治疗，送医院、上呼吸机，以及接受重症监护。

请医生签署"维持生命治疗的医嘱"并不意味着张开双臂欢迎死亡，或者请医生置之不理，也不是表示"不要给我治疗"的意思。例如，许多人愿意接受抗生素和静脉输液，但不愿意采取更具侵入性的治疗。医生不是你的道德裁判——亲属也不是。不存在错误的答案。你的选择深刻反映你觉得什么适合于你。（痴呆症患者需由其医疗代言人代为填写"维持生命治疗的医嘱"。本章后面会讨论这种情况。）

"维持生命治疗的医嘱"通常把"免做心肺复苏指令"（DNR）单列。"免做心肺复苏指令"有时被称为"允许自然死亡"（AND）。这是一种仁慈之举，因为对于虚弱人士，心肺复苏术非常残酷，而且通常没有效果。70岁以上、在医院之外实施心肺复苏术后，恢复独立生活的人不到8%。心肺复苏术包括用除颤器电击心脏，以及用力按压胸部，因此经常造成脆弱的肋骨骨折。实施心肺复苏过程中，几乎所有人都会遭受疼痛和创伤。有些人在一次或多次复苏尝试后数小时、数天或数周内死亡，另一些人带着永久性脑损伤活下来。急诊部门的工作人员经常遭受"道德痛苦"，在允许温和的自然死亡和遵守医院规定之间左右为难。在没有"维持生命治疗的医嘱"的情况下，医院的规定通常要求他们"尽一切努力"防止死亡，无论这种努力多么徒劳和痛苦。

医生也可以单独签署一份"免做心肺复苏指令"，但各州有不同的法规，响应911电话的医护人员并不总是尊重纸质的"免做心肺复苏指令"。（俄勒冈州是一个显著的例外，该州要求所有医护人员立即承认和尊重"维持生命治疗的医嘱""免做心肺复苏指令"。）这导致一些 ICU 护士在胸部文上了"免代码"或"免做心肺复苏"的字样，但如果没有正式文件，医务人员有时甚至对这些粗体字传递的信息置若罔闻！

唯一得到各州承认的"免做心肺复苏指令"标识是一个金属手环，类似于过敏警示，可以持医嘱向医疗警报基金会索取。（许多州发行只在本州有效的塑料手环。）请记住，如果一位身体虚弱的人在危急关头来到急诊室，在没有"生前预嘱"，或者没有警惕的家属陪同的情况下，医院会立即启动所有系统，防止病人死亡。

把"维持生命治疗的医嘱"和"免做心肺复苏指令"贴在冰箱门上，并附上指定医疗决策者的文件。开车送病人去医院时，把叠好的复印件放在汽车后备箱或杂物箱里。与以往一样，至关重要的是，所有护理人员都要了解患者想要（和不想要）什么治疗，并愿意遵循患者的意愿。事前与家庭成员的讨论结论，经由"维持生命治疗的医嘱"文件书面确认后，帮助了许多身处危机的人。

## 应对痴呆症

痴呆症曾经被认为是多种形式的精神障碍之一。但是，在哈佛大学开创性的痴呆症专家苏珊·米切尔（Susan Mitchell）引领下，医生们越来越将其视为一种终末期疾病，尽管它的发展速度非常缓慢。它不仅影响大脑，而且影响整个神经系统。在该病的最后阶段，患者连家人都不认识，而且忘了如何咀嚼、吞咽、行走和坐起。长期卧床会引发一连串的问题，通常包括致命的肺炎，或者尿路感染。像其他患有致命疾病的人一样，痴呆症患者可以受益于姑息治疗[16]和最终的临终关怀，但很少有人采取这些做法。

由于医疗技术现在几乎可以无限期延长痴呆症患者的生命，他们的照料者面临着前辈不知道、希波克拉底未曾提及的道德困境。当身为女儿、儿子或配偶者为照顾病人，连自己都快垮掉了，或者可能想难过或放空一下，这时，医院可能会要求他／她决定何时停止痛苦不堪、纯粹靠医疗手段延长的生命。

不幸的是，很少有照顾者可以利用直接针对痴呆症的"生前预嘱",而患了痴呆症的亲人通常已经不能表达自己的愿望。在缺乏明确指令的情况下,家属往往选择他们不会为自己选择且更不舒服但延长生命的治疗。没什么办法能把这件事变得容易一些,但我希望下面的建议有所帮助。

如果你是医疗代理人,建议你首先了解疾病的发展轨迹、亲人所处的状态,以及你对未来的期望。根据这些信息,你可以操作如下:想象你所爱之人那个旧的、功能齐全的"本人"奇迹般地在15分钟内恢复了身心健康。把情况摆在他们面前,听听他们怎么说。我母亲让我帮她停用父亲的心脏起搏器时,我就是这样做的。我生动地想象他坐在厨房餐桌旁,为自己的生活现状感到惊恐,摇头叹息。这个操作给了我力量,我支持母亲,要求父亲的医生停用那个装置。

123　　你也可以从你所爱之人的行为中获得线索,特别是在他们感到痛苦、情绪激动,手脚被束缚,或者被注射麻醉药的时候。问问自己,如果你处在他们的位置,你想要什么,什么样的做法会让你留下最少的遗憾。

在我们的社会,在未来该怎么办的问题上,无论宗教还是医学，都不存在道德共识。这是一个未知的领域。正统犹太教甚至不许取走临终之人头下的枕头，哪怕加快死亡一分钟也不行。天主教会一再声明，其信徒不必为了延长生命采取"非常措施"（如戴呼吸机）；但又指出，我们的生命属于上帝，而不属于我们自己，应该为了上帝的荣耀而活着。一些医生要求使用饲喂管，发誓"在我眼皮底下不许饿死一个人"，而另一些医生则认为，给药加速艰难的死亡是一种同情与怜悯之举。鉴于这些广泛的道德立场，你必须深入研究你自己的信仰，并代你深爱、深知和为之负责的人做出决定。你可能发现你在挑战医疗程序，或者面对他人的道德论断。如果是这样，我希望你像我一样，从哲学家齐格蒙特·鲍曼（Zygmunt Bauman）的这段话中找到安慰："不确定性不是一种暂时的麻烦，不是学习规则、屈从专家建议或者随波逐流就可以驱散。相反，这是一种永恒的生活状态……负责任并不意味着遵守规则。它往往可能要求我们无视规则，或者以规则不允许的方式行事。"[17]

我个人认为，死亡是上帝（或自然）计划的一部分，慈爱的上帝从不打算强迫人们承受无法恢复健康的先进技术的伤害。是的，《圣经》里面记述了奇迹般的治愈，但它的奇迹建立在信仰基础上，而不是建立在既可能为善也可能为恶的人为发明上。在人们既不能理解承受痛苦所要达到的目的，也不能表达有意义的赞同时，很难证明让他们承受治疗在道德上的合理性。我们必须让说"不"的做法正常化：不让痴呆症患者自然死亡看似仁爱，其实很少是良善之举。照顾者的痛苦也值得引起道德重视。如果你的医生与你没有共识，另找一位理解你的价值观的医生。

你最有可能面对这些利弊参半的医疗技术：心肺复苏术，透析，呼吸机，内置心脏除颤器，起搏器，饲喂管，经静脉注射药物，盐水及抗生素。这些技术都可以延迟死亡，往往很痛苦，但不会恢复健康。肺病曾被称为"老人之友"，可以让人相对温和地死去，抗生素剥夺了患者的这个福分。人工补液可以使死亡持续数周之久。[18]许多使用饲喂管的病人被麻醉或捆绑起来，以防他们扯掉管子。如需更详细的指导，我强烈推荐阿尔茨海默病协会发放的免费小册子《临终的决定》，以及由临终关怀牧师汉克·邓恩（Hank Dunn）撰写的《家人的艰难选择》（*Hard Choices for*

*Loving People*）。[19]

有时候，代言的家属必须成为一名战士。父亲埃德·沃尔斯基（Ed Walski）进入纸牌屋阶段后，在华盛顿特区担任兽医的凯伦·兰德尔（Karen Randall）就扮演了这个角色。埃德80岁出头，妻子已经过世，他独自一个人生活。他一生为IBM工作，在一台电脑占据一个房间的时代，他修理电脑主机，后来进入了管理层。他患有痴呆症和帕金森病。

在埃德生命的最后一年，辅助生活中心的工作人员送他去了医院9次，有时是因为他跌倒了，常常是因为他焦躁、嚎叫，起因也许是疼痛没有得到治疗，有时是尿路感染或者肺炎。最初几次，凯伦赶去医院等候救护车到来，做她认为富有爱心和表达关爱的事。她要求医生尽一切努力，做各种可能的检查，用她的说法："找出导致他怪异行为的原因，并予以矫正。"她父亲反复接受抽血、尿液分析，然后做CAT扫描、核磁共振、X光和超声心动图。"我非常需要答案，"她回忆道，"我想让我爸爸康复。"

检查往往没有定论，埃德在医院住三天，有时候做做抗生素治疗，然后去疗养院进行为时三周的康复治疗。

"我心想，好吧，我们让他渡过了难关，现在他要接受康复治疗，回到原来的状态，"凯伦说，"但他再也没有恢复过来。那是通往地下室的台阶。"

凯伦意识到"所有的住院治疗并没有提高生活质量"，她说："那些病试图把他带走，我们就是不让。我父亲从来不笑。他的生活变得很痛苦。我看到他越来越生气，越来越沮丧，越来越无能为力，但没人给我们提供其他选项。"

她把关注点从**治疗**转移到**舒适**上。她要求辅助生活机构不送他去急诊，并试图让他加入临终关怀。这所疗养院不肯偏离他们的标准程序，临终关怀拒绝接收他：帕金森病和早期痴呆都不符合临终关怀的资格诊断标准。

在又一次跌倒后，最后一次看急诊时，医生要求凯伦允许他们做吞咽试验。工作人员担心他的肺炎是由于吞咽不良，吸入了少量食物所致。试验是为插饲喂管铺平道路。

凯伦拒绝了。如果她不同意使用饲喂管，那就没有理由允许他们做这个试验。多年以前，她父亲签署了一份"维持生命治疗的医嘱"，指定她作为他的医疗代言人。

"我想起他曾经说，'天啦，不要！我不要饲喂管！'"
她说，"这让我的决定变得很简单。"但做起来并不那
么容易。一天之内，凯伦被一名护士、一名社工和一名
护理主管轮番询问了三次——她是否明白，如果不用饲
喂管，她父亲可能患上肺炎，肺炎可能会要他的命。她
坚持拒绝。父亲出院后，她把他转移到了一个规模较小
的辅助生活综合部，这个综合部由一位注册护士管理，
她同意尽最大努力不让埃德进医院。三周后，在新的住
处，他死于另一场肺炎。在他死前三天，凭着路易体痴呆
（DLB）的诊断证明，凯伦终于让他获得了加入临终关怀
的资格。路易体痴呆是临终关怀的合格诊断。在陷入医疗
系统的缝隙数月后，埃德在临终的数天里获得平静。

"刚开始的时候，你想为他们做到最好，要过一段
时间才能弄清楚事情的发展方向，"凯伦说，"最后，
在我做出那些重大决定时，所有人都在质疑我，我真的
很挣扎。我原以为我会有很多问题，但在他去世之后，
一切都变得很清晰。我为自己帮助他离开这个世界的方
式感到自豪。当时感觉不太对劲，回过头来看，我的做
法是对的。"

## 转向舒适护理

考虑请医生转向"仅限舒适护理措施"。"舒适护理"的说法让所有各方都感到舒适，不仅是重病患者，也包括他们的家人、医疗团队和疗养院工作人员。如果你仅仅说明你不想要哪些东西，工作人员会产生抵触情绪，以为你要求他们放弃患者。把你的真实需求告诉他们，让他们有其他表达关爱的方式，这是一个可以实现的目标。几乎总是有减轻患者痛苦的办法。

**舒适护理**如同其词意所示：对令人舒适的医疗护理说"是"，对引起疼痛或痛苦的治疗说"不"。医学界广泛使用这个短语，但并没有给它一个明确的定义。实际操作中，它指为不正式享有临终关怀福利的人提供温和、无创伤的医疗护理，临终关怀团队无法看望或者收取这些人的费用。许多从事痴呆症治疗的医生认为，"仅限舒适护理措施"应该成为痴呆症患者的医疗护理标准。

如果我得了痴呆症，这就是我想要的医疗护理。这是我写给我的医疗代言人的一封信，作为"生前预嘱"

的补充。[20] 它包含了我对舒适护理概念的详尽理解。

亲爱的医疗代言人：

　　由于患了痴呆症，我已无法做出医疗决定，如果你读到这封信，请理解我不希望延长我的生命或者死亡过程，即使我看起来相对快乐、满足。在我目前有足够道德能力和智力自行做出决定的情况下，我想让你知道，我在意痴呆症和类似疾病给家人带来的情感、经济和实际负担。一旦痴呆了，我可能不会考虑这些问题。所以请按我下面表达的意愿行事。

· 我希望解除所有阻碍自然、平和与及时死亡的屏障。

· 请要求我的医疗团队"仅提供舒适护理"。

· 请为我争取获得临终关怀的资格。

· 我不希望进行心肺复苏尝试。请要求我的医生签署"免做心肺复苏指令"，帮我向医疗警报基金会索取"免做心肺复苏"手环。

128

· 请医疗团队让我自然死亡。不要批准任何可能延长或延迟死亡的医疗措施。

· 不要送我去医院。我宁愿死在我当前生活的地方。

- 不要给我插管或者进行静脉输液。我不希望接受可能延长或增加痛苦的治疗。

- 不要用抗生素治疗感染。给我止痛药。

- 请医生停用所有可能延缓死亡、导致痛苦的医疗设备，如除颤器。

- 请医生停用任何可能延缓死亡的医疗设备，即使是可能提高我舒适度的设备，如起搏器。

- 如果我还能进食，让我想吃什么就吃什么，即使这会增加我患肺炎的风险。不要让我喝"增稠液体"。

- 不要强迫或哄骗我进食。

- 不要授权同意使用饲喂管，连尝试都不要。如果已经插管，请要求立即撤除。

- 要求停止透析。不要允许进行透析。

- 不要同意进行结果没有意义的检查，因为我希望避免可能会造成负担、烦躁、痛苦，以及延长生命或死亡的治疗。

- 除非是为了保护他人，否则不要给我注射流感疫苗或其他可能延缓我死亡的疫苗。

129 - 一定要解除我的身体疼痛，必要时使用阿片类药物。

- 请医生签署"维持生命治疗的医嘱"或"维持生命治

疗的医疗指令"，对我在此表达的愿望予以确认。

· 如果我必须住进机构，如果我还能享受的话，请尽量找一个有艺术工作室和接近自然的地方。

## 享受你的红丝绒蛋糕

纸牌屋阶段的人大多还有不到两年的生命。没有什么需要为之做出牺牲的未来了。这是一个转折点：从奋力保持功能到接受衰退，尽情享受余下不多的时光，期待为宁静的死亡做好准备。好好享受每一天。

如果你（或者你照顾的病人）想吃熏肉和冰淇淋，那就吃吧。良好的饮食习惯带来回报的时间是几十年，而不是几个月。锻炼和物理治疗仍然有助于维持功能，但有些人精力下降、多种疾病缠身，干脆拒绝。如果你是陪护，这时候请停止唠叨，听任之。

许多老年医学专家建议放松[21]对胆固醇、血压[22]和血糖的严格控制。高血压药物[23]会增加跌倒的风险。严重的糖尿病并发症需要数年的时间才会形成，对于老年体弱患者血糖水平轻度升高，许多医生不那么紧张。随他们去吧。对于享乐本来就有限的人，比起微不足道地缩短他们在地球上存在的时间，享受喜欢的食物更重要。如果你专注于为日薄西山的亲人寻求积极的医疗，问问自己，即将到来的丧失所致的焦虑情绪是否影响了你的判断。许多处于纸牌屋阶段的人更乐于他们的医生减少其他医疗手段，而集中精力应对疼痛。

130

认真分析医疗预约，想想哪些预约有效。我认为这些做法有价值：继续与老年病医生或私人医生保持良好的关系；每年进行一次药物审查；根据健康状况每一次的变化更新"生前预嘱"，并请专家或病例管理护士仔细处理慢性病，如充血性心力衰竭。如果你去看专科医生仅仅是为了监测和记录一种没有良好治疗方案的疾病（比如痴呆症），考虑取消预约，除非是为了获得接受临终关怀或其他福利的资格，需要提交证据。如何度过你的时间，以及如何消费陪护的精力，决定权在你。如果你还没有得到解除体内心脏除颤器的医嘱，可以和医生就此进行坦率的讨论，并请医生签署医嘱。除颤器的冲击令人痛苦，延长生命的时间最多不超过几个月，而且干扰平静的死亡。无论如何，确保治疗改善你的感受或者功能，不给你带来负担，或者浪费你的宝贵时间。

迪特里希·迈耶（Dietrich Mayer）身高 1.93 米，身板结实，是一名汽车修理工，在纽约皇后村长大。他母亲贝蒂[24]在 60 多岁时失去了伴侣，迪特里希和他的妻子在离长岛较远的地方买了一栋更大的房子，并为贝蒂买了一套独立的公寓。在整个七八十岁期间，她的情况都很好，陪孙子孙女玩儿，为侄子侄女编织毛衣，步行到附近的杂货店购物，自己洗衣服、做饭。

九十出头的时候，贝蒂在回家的路上摔倒了两次，有一次她提着一大瓶漂白剂，另一次拖着一袋土豆。她有几分钟似乎失去了意识，大脑一片空白，过了一会儿才"回过神来"，表面看来没什么问题。这种微型中风通常被称为"短暂性脑缺血发作"，大脑中的血液流动暂时阻塞，通常很快就会消失，但这些微小的损伤会累积，导致健忘症。

一个秋天的日子，迪特里希带着母亲去参加一个盛大的家庭活动，庆祝他岳母的 80 岁生日。活动在一家酒店的舞厅举行。贝蒂和来宾齐唱"祝你生日快乐"，她刚接过一片红丝绒蛋糕，嘴里就发出了咕哝声，浑身颤抖，接着失去了知觉。两分钟后她还没有苏醒过来，迪特里希和他当警官的妹夫连人带椅子一起，把贝蒂抬到酒店门口。急救人员几分钟就赶到了。这时，贝蒂已经苏醒过来，她坚持不去医院。但在妹夫的敦促下，迪特里希说服她同意去医院，并开车跟在救护车后面。

到了医院，医生给她做了检查，但所有检查都没有定论。贝蒂一再说她想回到派对上。

一位医生来到房间。她告诉迪特里希，医院准备让贝蒂在医院过夜，做更多的检查，看看她是否需要安起搏器。迪特里希站起来说："这不行，我妈需要回家。她只想把蛋糕吃完。"

医生要求迪特里希签署书面文件，承认他"不遵医嘱"，带走了母亲。迪特里希照办了。医生关上房门，走到他身边，屏气敛声地对他说："我不能正式这么说，但回家对他们要好得多。"

接下来的五年里，贝蒂多次去医院，每次都是这种结果，直到她住进一家疗养院。按照疗养院主管的建议，迪特里希请贝蒂的医生签署了一份"维持生命治疗的医嘱"，要求任何情况下都不送她去医院。她在疗养院她自己的床上安然辞世，享年 97 岁。

回到派对上，享受你的红丝绒蛋糕吧。

准备方法：

· 认识到严重的虚弱，保护你自己或你所爱的人免于过度治疗。

· 别去急诊室和医院。如果有可能，寻找上门服务的医疗机构。考虑转向舒适护理。

· 请医生签署"维持生命治疗的医嘱"或"维持生命治疗的医疗指令"，并考虑签署"免做心肺复苏指令"或"允许自然死亡指令"。请医生下令停用植入体内的除颤器。"维持生命治疗的医嘱"或"维持生命治疗的医疗指令"表都可以在"维持生命治疗的医嘱"范例网站（POLST.org）上找到。

· 考虑停止透析。

· 放松饮食和其他限制。享受余下的时间。

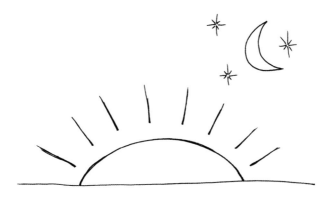

# 第六章

# 为好死做准备

好好利用余下的时间·在临终关怀领域寻
找盟友·以后的步骤·处理好各项事务·选择
死亡时间·爱、感谢和宽恕·得到"部落"成
员的帮助

# 惊　醒 [1]

年迈的我　健康每况愈下

午夜梦回

心中荡漾着幸福感

如此强烈　完美

有生以来　第一次对它有了预感


没有任何来由

没有抹杀我的意识

过往经历的一切

连同心中的悲伤　都在

它突然融入

成为我整个人生必不可少的部分


仿佛有个声音　反复说：

终于不必再担心

该发生的一切　都已经发生了。

你完成了应尽的义务，

你无需思考

很久以前发生的事。

心中的平静　就是账目的结清

它与死亡的想法有关

此岸的幸福

仿佛是彼岸的宣言

我意识到这是一份我不配得到的礼物

我无法理解　凭借何等恩宠

它降临于我

——切斯瓦夫·米沃什（CZESLAW Milosz），

写于 93 岁去世之前不久

如果你距离死亡还有六个月到一年的时间，这一章对你有帮助。本章针对仍然可以自己做医疗决定的人，以及他们未来的照顾者。如果以下描述符合你的情况，那就说明你处于这个健康阶段：

· 如果问起，医生表示你可能在一年内死亡。

· 在过去的六个月里，你的体重下降幅度超过 10%。

· 你患有末期疾病，医生认为你的病处于"晚期"，或者已经到了"末期"。

· 经过两轮以上的治疗以后，癌症复发，你决定不再接受更多的治疗，或者医生已经表示"我们无能为力了"。

· 朋友、家人或医生建议你接受临终关怀。

· 你拒绝了透析、除颤器及其他延长生命的技术，或者，你想停止一些治疗措施。

· 你嘴上会说或心里会想："我为什么还活着？""再也不上医院了"，或者"我已经准备好了，等着上帝把我带走"。

· 你觉得生活不值得过下去了。这是一种非常个人化的判断：有些人患有别人无法忍受的疾病，却仍然可以享受生活。

· 如果还没来得及做，你感到迫切需要调和过往的冲突、原谅伤害过你的人，或者与对方和解。

· 如果还没来得及做，你对精神问题的兴趣加深了，恢复过去的宗教信仰，或者探索新的道路。

· 如果还没来得及做，现在你开始规划葬礼，把衣服送人，或者扔掉旧文件，免得给孩子留下一堆乱七八糟的东西。

## 好好利用余下的时间

拿到胰腺癌诊断报告后，玛丽·简·丹泽（Mary Jane Denzer）的第一反应是与之抗争。她 82 岁，充满活力。除了饭后有点儿恶心感之外，她觉得自己完全是个健康人。她在纽约白原市开了一爿服装店，每天步行好几个街区去上班，通常蹬着高跟鞋。她整天在衣架和挤满顾客的更衣室之间来回穿梭。她热爱她的生活、她的四个成年的子女，还有她的狗和孙子孙女。她每年去欧洲看两次设计师时装秀，为自己的商店订购新衣服。她还没准备结束这一切。

确诊之后不久，她去曼哈顿的斯隆－凯特林纪念医院见了一位肿瘤专家。这家医院是美国最杰出的癌症研究与治疗中心之一。医生很诚实：不适合做手术。肿瘤原发于胰腺，包裹着体内最大的血管——主动脉的一条大动脉分支。肿瘤专家说，如果采取外科手术切除肿瘤，有可能导致动脉破裂，无法控制的出血，可能会要了她的命。

这并不意味着斯隆－凯特林医院无计可施。肿瘤专家给她提供了三个治疗方案：最激进的化疗要么让玛丽活得更久，要么可能比癌症更快地置她于死地；一种不那么痛苦的化疗可能会暂时控制死亡，但她会掉头发；最温和的化疗可以保住头发，但最多让她多活一个月的时间。肿瘤专家说，不管选择什么方案，玛丽的生命都不太可能超过六个月。

他提出了另一种可能性：临终关怀。

玛丽拒绝了。她想"战斗"。她选择了最温和的化疗。

139

她连续三个星期每天去癌症中心在郊区那个布置优美的分支机构，睡在躺椅上，接受静脉注射药物。用在末期癌症患者身上时，这种方法有时被称为"姑息性化疗"[2]。

姑息性化疗的目标很明确：减轻痛苦，提高患者的生存质量，而不是根除疾病——医生知道，这是办不到的。这个说法让一些姑息治疗医生感到愤怒，因为在字面上，这是一种自相矛盾的说法。如果使用不当，姑息性化疗根本没有姑息价值，不但不能缓解症状，反而会加剧恶心感，使得死亡过程更加痛苦，根本不会增加病人的生存时间。

玛丽·简不了解这个情况。即使癌症中心没人误导她，谁能怪她呢？为她治疗的癌症中心在全美赫赫有名，最近才花了数百万美元在全国性杂志上刊登整版广告，画面上看似健康、显然战胜了癌症的病人举着"癌症，值得一试"的标语。

　　做了三个星期的化疗后，玛丽掉了一些头发。她的肺里充溢着液体。无法呼吸。她住进了家附近的一所医院，在那里，她感染了艰难梭菌（*Clostridium difficile*），这是一种毁灭性的抗生素抵抗的肠道感染。由于过度使用抗生素、清洗床上用品和设备时不小心，以及医生和护士洗手不认真之类的原因，艰难梭菌在美国医院的传播非常猖獗，它引起剧烈的腹泻，有时甚至致人死亡，对老年人和免疫系统已经被疾病或化疗破坏的人，危害尤其严重。

　　玛丽·简离开医院时，癌症、化疗和艰难梭菌的三重打击几乎要了她的命。她的体重只剩100磅，看上去骨瘦如柴。用她的话说，她都"蒙了"。玛丽·简认为自己快要死了，她要求医生停止化疗。"它只能让我多活一个月，大大加剧了我的病痛，不值得，"她实事求是地说，"如果能好转，那还有价值，否则就没意义了。"

在她的女儿凯瑟琳·拉明（Cathryn Ramin）帮助下，玛丽·简加入了当地的一个临终关怀项目。钱不是问题，家人安排一家私人机构为她提供实际照顾。每个人都为他们认为很快会到来的死亡做好了准备，但临终关怀中心护士长凯莉不这么看。

在凯莉看来，玛丽·简的生命并不因为她不再与死亡抗争就结束了。化疗和艰难梭菌的副作用消退，疼痛因小剂量吗啡得到控制之后，在凯莉的鼓励下，玛丽又回到了她热爱的工作中。这意味着见朋友、子女和孙子女，精心照料她的狗，为她自己和她的服装店采购衣服，继续步行上班和经营她的服装店——接受"临终关怀"期间，她一直做着这些事。

"我的第一反应是，哦，天哪，我真的要死了，"玛丽·简在接受临终关怀七个月之后告诉我，"但你还没死呢。你可以好好利用剩下的时间。只不过你不知道还有多久。"

她的女儿凯瑟琳每周几次从纽约坐火车到白原市和母亲一起吃晚饭。"我大约六点钟到，"凯瑟琳说，"很多时候，屋子里一片漆黑，家里没人，晚饭连影子都没有。我来探望病危之人，而所谓的'病危之人'还在上班！"

有些人认为，在生命的最后几个小时，除了吗啡之外，临终关怀几乎不提供什么医疗。玛丽·简的情况不是这样的。的确，转向临终关怀后，她不得不告别癌症中心的医生，并把所有医疗事务都交给了临终关怀团队，她的肿瘤也的确一直在生长，胃因此感到拥塞。她的疼痛加剧了，吗啡用量也增加了。

但她的身体状况更好，心情更愉悦，如果她继续进行所谓的姑息化疗，或者采取更加剧烈的医疗攻势，她的存活时间可能更长。许多四期癌症患者和他们的医生在患者生命结束前几周，一直还在采取这种治疗抵抗死亡。

临终关怀并不意味着消极医疗。肿瘤干扰到胰腺调节血糖的能力时，临终关怀护士采取严格的饮食方式，控制由此导致的糖尿病，让她感觉好了很多。肿瘤扩散到肝脏以后，临终关怀医生把她送到医院，医生给她植入支架，打开阻塞的胆管，缓解了黄疸。后来因腹水压迫肺部，导致呼吸困难，她再次作为门诊病人回到医院，进行液体引流。她的呼吸得到了改善。随着疼痛的加剧，她逐步从在舌下滴入吗啡，升级到更大剂量的吗啡片剂，最后通过静脉泵注射吗啡。临终关怀对生活质量的关注

善终的艺术

产生了一个奇异的副作用：延长了她的生命。

　　玛丽突破了所有的预测，接受临终关怀后还活了整整一年。她有时间，身体足够舒适，没有痛苦，头脑也清醒，因此安排了一个午餐聚会，与一位疏远的前嫂子恢复了关系。她给她的女儿凯瑟琳写了一封很美的信，感谢她的爱和照顾。她买了一双昂贵的新靴子，虽然她没有足够的时间把它们穿坏。尽管不断缩短上班时间，但她仍然继续工作，直到去世前六周才停止。她死在自己家里，家人都在身边。


　　离死亡还有六个月到一年的时候，实操性的、情 142感上的和精神上的准备趋于强化。有些人是在医生宣布进一步治疗不能赢得更多时间之后，很不甘愿走到这一步的；另一些人则以某种方式选择了这一步，决定"不治了"。情绪——不仅是临终者的情绪，还有家人的情绪，通常包括矛盾心理、预料中的丧失、温情，还有阴暗的情绪，如照顾者的倦怠、疾病蹂躏的恐怖、恐惧，不肯放下，以及等不及一切赶快结束的不耐烦。

　　不管死亡的时辰仍然多么难以确定，请深吸一口气。

死亡在路上。该为临终的艰难任务做准备了，正如妊娠的最后三个月意味着需要把一切准备就绪，迎接艰苦的分娩工作。

这不是一个人的单独旅程。虽然我们最终会独自死去，但我们需要别人的帮助，直到生命的最后一刻。如果有家庭成员或者有强大的朋友网络可以提供实际支持，有临终关怀或姑息医疗团队引导照顾者、处理疼痛和其他症状，就更容易实现好死。如果对舒适、人际联系和疼痛控制之类的基本需求得到满足，临终的人就有机会处理他们的情感和精神关切。这要求接受死亡的来临，并制订切实可行的计划。

## 在临终关怀领域寻找盟友

如果你想在家里辞世，建议你与临终关怀机构进行一次信息交流[3]，哪怕你认为你的病情还不很严重。一旦去医院看病变得困难，以及任何时候发生无法控制的疼痛，就应该考虑申请临终关怀。临终关怀通常是经济上最可行的方案，让你在家里得到你需要的医疗和实际护理、最好的疼痛控制，为平静、安宁的死亡提供最好的准备。

很多人对临终关怀存有误解。50% 的人在死亡前两周才提出申请，而他们受益的时间本来可以更长。许多家庭在事后说，真希望当初早点儿申请临终关怀。为了消除常见的误会，我编写了一份关于临终关怀的各种迷思 [4]，以及你会发现的真实情况。

**迷思：临终关怀是一座大楼。**

**事实：**第一家现代临终关怀机构圣克里斯托弗医院建于 1967 年，确实是收住临终病人的。但在美国，"临终关怀"通常不是一座砖混建筑，而是由医疗保险报销的一揽子整合服务。临终关怀小组为临终病人及其家人和朋友提供情感、实操、医疗及精神支持。无论病人是住在自己家里、疗养院，还是医院，他们的医生、护士、牧师、社工、理疗师和其他专业人员都会上门探望。有些临终关怀院是遍布全美的营利性连锁系统的分支机构，有些是新创立的夫妻店，还有一些是积累了多年经验的地方性社区非营利组织 [5]——这类机构往往是最好的。美国有一些收住临终者的临终关怀院，大多由慈善机构提供资金，但数量很少。

**迷思**：临终关怀为生命只剩下最后几个小时的卧床病人提供护理。病人只有在离死亡还有几天的时候，才有资格获得服务。

**事实**：所有距离死亡还有六个月的人都可以获得医疗保险报销的临终关怀福利，有些私人保险覆盖的时间长达一年。在疾病早期就接受临终关怀的人继续工作，会见朋友，做他们觉得重要的事情。悖论的是，一旦得到良好的疼痛管理，他们的生存质量迅速改善，压力减轻，协调情况更好，在家里得到医疗护理。

**迷思**：登记参加临终关怀，就等于签署了死亡令。

**事实**：的确，接受临终关怀的患者必须放弃过去的医生，放弃以治愈为导向的治疗。但是，如果你想尝试一种新的治疗方法，你可以无条件退出临终关怀，接受治疗，然后你随时都可以重新恢复临终关怀。大约15%的临终关怀患者健康状况良好，可以退出临终关怀，至少退出一段时间。讨论"临终关怀"不会让人死得更快。

**迷思**：临终关怀费用高昂。

**事实**：临终关怀机构免费提供床位和各种用品；为

居家病人提供医疗护理；提供针对疼痛、气喘和焦虑的药物；医生上门服务，并提供 24 小时电话咨询。他们的社会工作者和牧师为照顾者提供支持，协助解决家庭冲突，并帮助你制订一个平和安宁的死亡计划。患者无需付费，但也有一些差距。如果你想采取临终关怀机构认定为延长生命的治疗措施，而不是姑息治疗，那就得自掏腰包。[6] 如果你住在疗养院（技术上叫作"熟练的护理机构"），那你得做出选择：医疗保险不会同时支付临终关怀费用和熟练护理机构费用，因为入住后者的目标是恢复健康。处于这种困境中的人通常会保留需熟练护理的好处。熟练护理机构提供更多的护理，你宁肯自己承担临终关怀的费用，也可以自掏腰包购买医生上门服务，或者请医生提供姑息治疗护理、舒适护理，到死亡已在眉睫的最后几天才转入临终关怀。

**迷思：临终关怀涵盖全天候的家庭护理。**

**事实：**并非如此。这是它的一个主要缺点。临终关怀的保险补偿金下降了，提供的服务比以前少了，主要是由企业而不是利他主义的社区组织运营。团队成员会在病人家里停留一个小时左右[7]，但很少待上几个小时。

床前护理，包括洗浴、换尿布、喂药和喂食之类的事情，必须由朋友、家人或自己雇用的护理人员承担。医疗补助为收入有限、储蓄额低于 2000 美元的人指派家庭保健助理，临终关怀"福利协调员"可以帮你申请。有些与社区联系密切的非营利性临终关怀机构可以帮助你获得慈善补助，以覆盖居家护理或住院临终关怀支出。

病人临终时，家人感到害怕，惊恐之下致电临终关怀热线，却发现工作人员不能快速来到床边。团队人手有限，每个人负责照管多个病人，加之确切的死亡时间总是难以预测，大多数临终关怀机构不认为病人死亡时他们必须在场。临终关怀机构至少应该诚实地说明他们提供什么服务、不提供什么服务，并为家属提供充分的安慰，同时交代清楚死亡是怎么回事。寻找 9 到 15 个病人配备一名护士的临终关怀机构：工作量越小，护士就越有可能尽快到达现场。

**迷思：临终关怀院推行吗啡，患者会上瘾，加速死亡。**

**事实：**在病人濒临死亡时，过去持有的很多医学观

146 点都需要颠倒一下，其中包括你关于疼痛控制和药物成

瘾的大部分知识。鉴于目前药物成瘾泛滥，我们对苯二氮卓类药物、安定、吗啡、芬太尼、氧康定和美沙酮等药物持高度怀疑的态度。但对处于临终关怀的病人来说，它们都是天赐之物。疼痛和焦躁情绪对谁都是一种痛苦，足以占据临终病人的全部注意力（这仍然是实现平和安宁死亡最常见的障碍）。临终关怀护士是你最好的卫士：他们善于疼痛管理，比大多数医生更有经验。阿片类药物会成瘾，有时会危及生命，这样的警告针对的是没有面临死亡的年轻人，对绝症患者毫无意义。成瘾对垂死的病人来说不是问题，但痛苦是个大问题。吗啡通常可以自主给药，用量（通过药片、贴片、输液泵或舌下喷雾剂）由临终病人自己掌握，或者由陪护控制。采用吗啡数月之后，病人可以耐受极高的剂量。即将去世之时，依赖吗啡控制疼痛并不是什么丢脸的事，这样你才有足够的精神自由和亲友道别。

很多人在临终前几天才接受临终关怀，有些家属误以为死亡是吗啡或芬太尼之类药物所致，而不是绝症的自然过程。许多人**伴随**吗啡的效用死亡，但很少有人**因为**使用吗啡而死得更快。

**迷思**：只有癌症患者才有资格享受临终关怀。

**事实**：获得临终关怀资格本来不应该这么困难，但可能比你想象的容易。一般来说，必须有两位（包括家庭医生和临终关怀主任）以上的医生签字证明，按照疾病的正常发展进程，你会在六个月内死亡。

患有以下 12 种疾病的患者可以自动获得资格：四期癌症、晚期心衰、艾滋病、肾功能衰竭、肝功能衰竭、肺功能衰竭、肌萎缩性脊髓侧索硬化症和其他快速致命的神经系统疾病。遗憾的是，其中不包括痴呆症或者护士们称之为"衰落"的缓慢衰退，这些病症要到最后阶段才符合诊断标准。以前，处于最后衰退期的病人以"缺少活力"这种模糊、笼统的名义进入临终关怀。2013 年，《华盛顿邮报》载文揭露一家营利性连锁临终关怀机构利用老年医疗保险，招揽存活时间超过六个月的病人，这之后，老年医疗保险将它从报销名单中剔除了。

**迷思**：如果临终关怀机构拒绝了你，那就算了吧。

**事实**：如果一家临终关怀机构拒绝接收你，了解一下原因，待健康状况恶化后，再次提出申请。临终关怀机构的收治标准各不相同，你可以找一个政策更加灵活的机构。医学博士莫莉·伯恩（Molly Bourne）是加利福尼亚州拉克斯普尔海湾临终关怀中心前医疗主任，她发现病人处于加速衰退状态，根据她的判断，她让其中一半的人登记参加临终关怀。"他们不符合严格的标准，但我可以告诉你，他们很快会死掉。"伯恩博士说，"假设有个人患有阿尔茨海默病，但还能走路和说话，因此不符合老年医疗保险的诊断标准，但他在过去一年中因肺炎住院三次，过去两个月体重减轻了 5 磅（约 2.3 千克），三个月前从自己进食到不会使用勺子。我的结论是：这个人很快就要吃不下东西，而且活不过六个月了。我可以告诉你，我的判断通常是对的。"

家人应该做好详细的记录。伯恩医生说："在会见临终关怀医生之前，要把情况搞清楚。家属希望显得乐观，但他们应该记住病人六个月前的状况。看护者不会表彰自己为病人做了哪些事。她自己穿衣服，但衣服是你挑的，你让她不致摔倒，你没觉得这些事说明她需要帮助。"

你或者你的陪护应该记录这些情况：体重、肌肉质量及对食物的兴趣迅速下降；感觉疲倦，打盹的时间增多；反复住院，但情况没有改善；进食、起身、说话、吞咽、行走、坐起、微笑、辨认亲友的困难不断升级。如果你有这些情况，那么，你最有可能获得临终关怀。

## 以后的步骤

如果你对临终关怀感到紧张，建议从"了解信息"或者"加入评估会"开始。想象你是在做研究，并把它与你的决策分开。如果愿意上网，你可以参看老年医疗保险网站的"临终关怀比较"，比较一下你所在地区临终关怀机构的评分。打听一下朋友们的经历，至少电询三家医院，留意打电话的感觉。[8] 你得到需要的信息了吗？对方是不耐烦，还是耐心倾听、解释？了解临终关怀提供的服务不会让你死得更快。你甚至可以像玛丽·简·丹泽一样，感觉更好，活得更久。

你仍然希望从治疗性医学中获益吗，还是不愿意和帮助你度过困难的医生说再见？没关系。临终关怀不覆盖他们的服务，但你可以自掏腰包，或者放弃临终关怀，采取医生上门服务、门诊姑息治疗或者重病管理计划——如果找得到的话。

如果你放弃临终关怀，仍然把医院作为最后的医疗选择，那就接受这样一个事实：这里很可能是你离世的地方。你将面临一系列不同的挑战，让你难以死得平和<sup>149</sup>而有意义。下一章将讨论在那样的情况下，如何营造一种神圣的感觉。

但要知道：在医院去世会给临终病人和活着的人造成创伤。如果可以，尽量不要在医院离世。如果亲人在重症监护病房死去，幸存者患抑郁症，产生创伤后压力，及出现长期、复杂悲痛的几率都更高。用耶鲁大学医学院人文医学项目主任安娜·雷斯曼（Anna Reisman）的话来说："住院死亡病人大多数由最年轻、经验最少的医生处治，这是一件奇怪的事情。"拯救生命是医院的专长，但助人好死不是。

## 处理好各项事务

对于那些拥有奇异的天赋，知道死亡即将来临的人来说，什么最重要？长岛紧急医疗技术员马修·奥雷利（Matthew O'Reilly）接诊过许多因车祸被困在损坏的汽车里，濒临死亡的人。在一次令人难忘的 TED

演讲中，他说自己在从业伊始就决定"不能用谎言来安慰临死的人"。身受重伤的人向他询问真相时，他回答说：你快死了。他们的眼神几乎总是平静和接受的，但大多数人都有三件未了之事：感到后悔，希望获得谅解；害怕被遗忘，希望被记住；希望知道自己的一生过得有意义。

问一问自己：有什么事妨碍你平和地死去？你有什么后悔的事？有什么害怕的事？"好死"对你意味着什么？你想知道患有你这种病的人可能会怎么样，怎样才能减轻症状吗？有没有你不想见的亲戚朋友？你可以做点儿什么，在去世之后，帮助活着的人感到安心？

你的待办事项清单可以非常务实，具体到哪个家庭成员得到一个最喜欢的花瓶，并把他／她的名字写在瓶底；可以非常具有创意，写一写或者谈一谈你在宝贵的一生中做出的贡献；可以很私密，谈谈你的恐惧，表达感激、爱、请求，表示宽恕、道别。

以下介绍其他人在感觉到生命行将结束，或者被告知生命行将结束之后，做了哪些事情。概而言之，这些事情可以分为三类：安排具体事务、讲述人生故事，及完成人生终点的人际工作。

**具体事务**。确诊患有晚期癌症后，牧场主吉姆·莫迪尼（Jim Modini）和他的妻子雪莉 9 将他们的牧场赠予了一个环保组织，并落实好在吉姆去世之后，由有爱心又能干的陪护照顾患有痴呆症的雪莉。

**讲述人生故事**。简·西德韦尔（Jane Sidwel）的父亲克拉伦斯·威尔戈斯（Clarence Welgos）在 72 岁时检查出了食道癌。第二次世界大战期间，他在一艘太平洋战舰上担任无线电通信兵。在那几年的日记里，他经常提到他经历过的"恐怖"，但他从来没有和家人具体谈论过。确诊之后，他拿出战争期间穿过的军装，翻阅二战时期的剪贴簿、日记和照片。他还找到了另一位退伍军人，两人花了很长的时间交谈他们的战争经历。他用几个月的时间绘制了一幅太平洋地图，标出了他服役的那艘战舰的航路，并注明了所有指挥官的姓名和他经历过的主要战役。这幅地图还挂在他遗孀的房间里。这是他被记住的方式之一。

151

**道别**。退休教师杰克·登普西（Jack Dempsey）死于肝硬化（由治疗战时创伤的药物引起），时年 72 岁。此前一年，妻子去世不久，他从肯塔基州搬到北达科他州的一个小镇，住在女儿杰基家附近。他带着家当，和

40多岁的杰基一起驱车北上途中，他让她绕道去他小时候生活的伊利诺伊州南部。他们在他小时候生活过的小城镇停下来，拜访久违的表亲、叔叔和阿姨。杰基回忆说："看到这些好像是远古时代的亲戚张开双臂迎接他，我感到既伤感又高兴。"杰克拜谒了他父亲的坟墓，他在无人看管的巨大墓园里寻找他母亲和妹妹的墓，但没找到。"他在说你好，同时也在说再见。当时我没有这个意识，"杰基说，"回过头来，我明白了。"

六个月后，她父亲的身体状况急转直下，加入了临终关怀。杰基夫妻俩把老父亲搬进了他们在北达科他州米诺特的家，他从病床上可以远眺苏里斯河。那几个月里，杰克的身体越来越虚弱，头脑越来越糊涂，每天的生活就是观赏外面的风景，赞叹河流、树木和天空的颜色。一天，杰基坐在他床边，握着他的手，他望着远处的河，对女儿说："在河那边很远很远的地方。我肯定走不到那里。"

"爸爸，你要去哪儿？"

"我得回家了。我必须越过那个湖。我想我办不到。"

"我会帮你的，"她说，"我帮你抵达湖对岸。"

一周后，他死于肺炎。

152

## 选择死亡时间

现在，5800 多万住在西海岸、夏威夷、蒙大拿、俄勒冈、佛蒙特等地及哥伦比亚特区的美国人身患绝症后，可以合法地取得加快死亡的药品。不久以前，这种做法在大多数发达国家都属于犯罪行为，希波克拉底誓言予以禁止。但这并不是什么新鲜事：纵观历史，一些医学专业人士认为解除痛苦的道德义务超过延长生命的责任时，悄悄帮助病人加速死亡进程。其中包括西方医学史上最受敬仰的人物之一、微生物学家路易斯·巴斯德（Louis Pasteur）。[10] 巴斯德是疾病细菌理论之父与巴氏杀菌法的发明者，还研制出了狂犬疫苗。19 世纪 80 年代中期，巴斯德在巴黎著名的迪厄酒店医院接诊了五名俄罗斯农民，他们都被同一只猛狼咬伤了，死亡过程痛苦而漫长。几位农民对巴斯德的新血清没有反应，他们恳求他帮助他们摆脱痛苦。

巴斯德和医院的主任药剂师商量了一番，药剂师配制了一种致命的药，几位农民自愿服用，几乎马上就死了。巴斯德的行为是一种仁慈之举，但所有的旁观者都震惊不已：小说家莱昂·都德（Léon Daudet）在那里学习，他写道，病房陷入了沉寂之中，他和他的助手"吓哭了。我们吓傻了，崩溃了"。[11]

一个多世纪之后的 2014 年，1200 万人在 YouTube 上观看了布列塔妮·梅纳德（Brittany Maynard）发布的视频。她是加利福尼亚州一位年轻漂亮的教师，她想阻断脑癌最后的肆虐，但在她家乡的州，这个行动不合法。她搬到了俄勒冈州，该州 1997 年立法允许医生协助病人死亡，她在这里服用了合法取得的致命药物。

这样有计划、自己决定时间的死亡和其他死亡一样平静、伤感而神圣。布列塔妮去世时，她丈夫和继父在身边陪着她，她母亲朗读女儿最喜欢的诗《夏日》。这首诗出自玛丽·奥利弗，里面有这样一些著名的句子：

> 所有的一切　最后难道不都匆匆消逝了么？
> 告诉我，你打算如何
> 安顿你那疯狂而珍贵的生命？

梅纳德的视频引发了很多人支持扩大个人决定死亡时间的权利[12]，两年后，这项权利在加州得以合法化。

　　　　　　　　　　善终的艺术

这种结束生命的途径在任何将其合法化的地方都受到严格的监管，只有经医生证明心智健全、存活时间不超过六个月的人才可以采用。医院可能不配合，但许多医院，特别是天主教医院，会配合。如果没有实在的帮助，痴呆症患者和身体受限的人没法服药，对他们来说，这项法案没有意义。（有这种情况的人必须在患病早期就做出决定，有时候根本不可能符合条件。）其他人则通过禁食，即自愿停止饮食这种非正式的方式，加速死亡。这种做法在古希腊很常见。斯多葛派哲学家克里安堤斯[13]患了溃疡，医生建议他禁食几天，之后他决定不再重新进食，于 99 岁时结束了自己的生命。脱水是相对无痛苦的死亡方式，如果什么都不摄入，死亡过程通常延续 10到 14 天。目前，这种古老的做法在每个州都是允许的：没有任何法律要求人们必须吃饭或者接受强行喂食。

华盛顿贝林厄姆的艾伦·艾伯茨（Alan Alberts）是一位计算机顾问，2011 年，他获得了早期阿尔茨海默病诊断，当时他 75 岁。他目睹了他母亲在一个封闭的"记忆"单元里痛苦而缓慢地死去。2013 年，在他还能自行做出医疗决定的时候，在妻子菲利斯·沙克特（Phyllis Shacter）的支持下，他决定停止进食、饮水。[14]菲利斯于 2017 年出版了《选择死亡》一书，她在书中说：夫妇俩安排了一位护理人员提供支持，并咨询了一名律师和一名同情理解他的医生。菲利斯在家里设了一个祭坛，在艾伦慢慢死去的那 8 天期间，祭坛上面一直点着蜡烛。

在这几天中，该县虐待老人事务部门派了一名社工上门探访，他很可能是接到了之前那位陪护的通知。那位陪护不认同这对夫妇的做法。菲利斯拿出措辞严谨的法律文件，证明这是艾伦自己的意愿，并且他有权这样做。社工满意而去，艾伦继续他安静的死亡过程。

在法律范围之外，有些人在一个叫作"最后退出网络"（the Final Exit Network）的志愿者组织帮助下，加快死亡进程。有些时候家人和朋友知情、配合，临终者会举行告别派对，或者以其他方式跟大家道别。我在一个冥想小组里认识了一位亲爱的朋友，我称他菲利普，他在 89 岁时以这种方式结束了生命，这事他的妻子、兄弟和最亲密的朋友都知晓。作为前空军飞行员、运动员和优秀教师，他非常痛苦，体重迅速下降，弓腰拄着助行架，失聪和认知障碍使得他越来越与世隔绝，做了心脏瓣膜置换术后，耳聋和认知障碍急剧恶化。[15] 在前一周与最亲近的人道别后，他根据"最后退出网络"的指导，先吃了苹果酱对抗恶心，然后吞服了囤积起来的100粒速可眠——这些药是通过医生处方合法取得的。菲利普的弟弟陪着他，随后马上离开了现场，妻子艾达[16]回到人事不省的菲利普身边，陪他度过了慢慢死去的那五个小时，为他唱他们喜爱的歌曲，如《老魔鬼月亮》和《我唯一的爱》。

夫妇俩没有咨询过律师或医生，也没有安排后事，菲利普断气后，艾达拨了911，请他们宣布丈夫死亡。当地的验尸官和治安官代表来到家里，对她进行了三个半小时的盘问。她佯装对丈夫的计划一无所知，绝口不提他弟弟参与行动的事。（像大多数州一样，加州法律规定，协助他人自杀是一种犯罪行为。）"他们想知道他那天早上吃了什么，说了什么，"她说，"我为什么不知道？他为什么在客房睡？"艾达继续声称自己不知道。"没想到我可以这样撒谎！"她说，"这是一种可怕的感觉，但我的回答必须合情合理，好保护他弟弟。"

一些健康状况不佳的人试图自行结束生命，不愿意把家人牵扯进来。这些人往往在医疗系统中陷入了困境：病得很重，非常痛苦，但又没有严重到临终关怀收治的程度，得不到实际的支持，或者居家姑息治疗。以这种方式死亡并不违法，但我已经知道有两起失败的尝试，所以我不推荐这种方式。我认识的人被发现并救了回来。他们的"生前预嘱"被视如废纸，照样被安置进了重症监护室。他们失去了为自己做出医疗决定的权利，直到被认为不再抑郁，或者不再对自己的生命构成威胁为止。如果你考虑走这条路，请找个人谈谈你的绝望和你的计划。在不为家人、朋友知情和接受的情况下，自杀行动往往会留下创伤。姑息治疗或临终关怀小组可能会找到改善情况的方法。全美预防自杀热线电话是1-800-273-8255。请致电这里。

## 爱、感谢和宽恕

雷德温·凯萨（Redwing Keyssar）这样的临终关怀护士经常说，一个人的死亡方式与其生活方式一脉相承。无论你是护理者还是临终者，请不要把本书作者的建议作为标准，强迫自己或他人采纳。有些人在观看红袜队比赛、吃着比萨的时候做好了死亡的准备。

尽管如此，许多人在人生终点凭着直觉完成了某种形式的五个情感任务。临终关怀领域的先驱艾拉·拜克（Ira Byock）用以下几个简单的词普及了人生终点的五个情感任务："请原谅我。我原谅你。谢谢你。我爱你。再见。"[17] 这项重要的任务不一定需要大声说出来，你甚至不需要公开承认你或者你爱的人已经走到了生命尽头。

父亲中风后，我开始给他写我后来称之为"遗书"的信件，感谢他在我小时候给我读《小象巴巴尔的故事》，教我读书、游泳。在一年的时间里，我们用这种方式相互写信和互发照片，回忆我孩提时代我们共同度过的快乐时光。我不必告诉他我知道他的生命即将终结，或者我们在间接地弥合从我备受委屈的青春期以来横亘在彼此之间的裂痕，但我们心里都明白。他在最后写给我的其中一封信的末尾写道："你一定要经常想到这事，因为它会给你支撑。"是的，它依然支撑着我。

不要低估情感遗产的力量，即使只是在最后时刻关系不好的两个人之间进行的小小交流。凯西·杜比（Kathy Duby）出生在东海岸，有一个酗酒的母亲。凯西不记得母亲曾对她说过一次"我爱你"。她最终搬到了加州生活。几十年过去了，两个女人的关系中继续充满着痛苦、不信任和疏远。

凯西 40 多岁时，她 70 多岁的母亲患了乳腺癌。尽管做了手术、化疗和放疗，癌症还是转移了。死前一个多星期，母亲住进了医院，她在电话里对女儿说："别来。我不想见你。"因为一个朋友的建议，凯西登上了飞机。朋友说，如果她不飞回去，她余生都将后悔。

凯西走进病房，只见母亲小小的身体蜷缩在病床上。后来，她在一首诗中写道："萎缩、黄，光秃秃的脑袋，黄疸把她的皮肤变成了古铜色。"这就是长期令她望而生畏的母亲。两个女人默默地看着对方。在凯西的记忆中，妈妈第一次大声对她说："我爱你。对不起。"仅此而已。

凯西回答说："我爱你！我很抱歉。"

"那几分钟，"凯西说，"彼此之间一辈子的误解烟消云散。"

考虑自己希望如何死去时，建议你安排好基本条件，如舒适、足够的帮助和疼痛控制，然后再扩展你的视野。有个人患了多发性硬化症，住在疗养院，已经气息奄奄了。他以前是一名森林管理员。志愿消防员用轮床把他推到树林里，让他最后一次欣赏他心爱的树。澳大利亚的医护人员把临死的人带到海滩，让他们看几分钟的海，或者舔舔甜筒冰激凌，然后把他们送到医院。我一位最亲密的朋友永远不会忘记，她给临终的母亲戴上耳机，听法兰克·辛纳屈（Frank Sinatra）的音乐时，母亲脸上浮现的表情。

有没有什么话是你特别想听，有助于你死得平和的？例如，你是否需要确保一个脆弱的家庭成员有人照顾。有位临终者焦虑不安，他以前的工作是在节日期间装饰几个城镇的主要街道。临终关怀护士告诉他，节日已经结束了，所有的装饰物都收起来了，他这才平静地闭上了眼睛。

158

## 得到"部落"成员的帮助

像我们的祖先那样帮助一个人做好死亡的准备，经历一个好的死亡，是一种值得恢复的过渡仪式。只要承担的负担不是太重，每个人都可以受益，因为为帮助别人也会提升个人的自我感觉。对于那些没有实质性资产或者老年医疗补助的人，床前护理任务大多将由朋友、志愿者和亲属肩负，这种做法已经延续几百年了。《分担照顾》（*Share the Care*）是一本优秀的手册[18]，展示了如何分解任务，让大家做擅长的事情，从中获得满足感，并且不至于心力交瘁。

《分担照顾》建议选一位组织者，把所有愿意帮忙的人召集起来开会。在这个会上，参与者们可以分派任务，包括：一位实际做事的关键人物，这人可以住在病人家里或者附近；一个人负责使用在线日历或LotsaHelpingHands.org 之类的网站来协调志愿者；一个人负责为志愿者匹配他们最擅长的任务（购物、跑腿、床旁护理，或者研究公共福利和社区团体等外部帮助资源）。最需要指定的关键角色是医疗代理人，如果还没有选择这样一个人的话——这个人要确保病人得到他想要的适当医疗服务（包括疼痛管理）；确保临终文件是最新的版本；确保到时候制止所有不需要，或者令人痛苦的医疗措施。

即使是最微小的帮助也不要拒绝。我以前的舞蹈老师斯蒂芬妮·摩尔（Stephanie Moore）罹患卵巢癌后，在五个月的时间里，她的女儿和她认识的几十个人24小时轮流照顾她。斯蒂芬妮身材高大，金发碧眼，精力充沛，富有干劲，才华横溢。她离了婚，独自一人生活，

　　　　　　　　　　　善终的艺术

经济不宽裕，但她有丰富的社会关系。在她因为癌症、手术和化疗感到虚弱无力，无法开车或购物时，她支取数十年间教授写作、舞蹈，以及在一个康复项目中积累起来的丰厚"感恩储蓄"。每当有人说"如果你有什么需要，请告诉我！"，斯蒂芬妮就拿出日历。她总能找到一个答案。

159

她的女儿每天都在场。另一位全职工作的女士很有条理，她夜间在线处理帮手们的日程安排。那会儿我常常在周一晚上带一份鸡肉晚餐过去同斯蒂芬妮一起享用，其他人每人每周轮流去陪她 4 个小时。因为这些承诺大家互相都知道，而且组织得当，所以没有一个人会茫然无措。来的人不一定在她预期当中，有些好朋友来得不多，而另一些几乎不认识她的人则为成为她支持团队的成员而感到深深的满足。

我丈夫布莱恩开车送斯蒂芬妮去医院化疗，在她害怕一个人独处的许多个夜晚，睡在她床边地板上的睡袋里。最后两个月，她呼吸困难，她的健康计划拒绝提供氧气设备，布莱恩便买了一套设备送给她。

斯蒂芬妮直到最后一周都还在坚持要战胜癌症。她想获得"最大剂量的化疗"，医生说那会要了她的命，不予同意。她对做事的方式很讲究，直到去世前几周才接受了临终关怀的支持。最后三天她是在医院度过的，因为她非常烦躁，出现了谵妄，在家里无法得到充分的照顾。

她去世的时候才50多岁，还有许多雄心壮志和愿望没来得及实现，包括出版她已经完成的一部小说，以及再建立一份充满爱意的亲密关系。她的死在方方面面都不容易。照顾她的人没法让她的情绪平静下来，但在住进医院前，她邀请布莱恩和几个好朋友帮她筹划葬礼。她去世之后，每一个帮助过她的人回想起来，都为自己的作为感到骄傲。

160

准备方法：

· 致电临终关怀机构，要求安排一个信息交流会，即使你认为自己的病还不很严重。想想有什么情况阻碍你平静地死去，并着力解决。

· 考虑死亡的五个情感任务：谢谢你；我爱你；请原谅我；我原谅你；再见。

· 扩大支持圈。召集会议，分配任务。

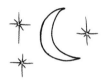

## 第七章

# 积极的死亡

树终须倒下·这就是死亡的样子·为居家死亡做准备·为疗养院死亡做准备·给予照顾·最后的几个时辰·使医院死亡更加人性化·即兴创造死亡仪式·迎接神秘·告别

晚期碎片 [1]

即便如此　你从今生得到

你想要的东西了吗？

是的。

而你想要的是什么？

称自己亲爱的，感觉今生有爱。

——雷蒙德·卡佛（Raymond Carver），

写于 1988 年去世前不久

如果你或者你爱的人处于死亡之前几周或几天，有以下这些迹象，那么，这一章对你有帮助。

重病患者：

· 停止进食。

· 提出需要准备行李，"回家"、过河，或搬到疗养院更高的楼层。

· "看见"、梦见死去的人，或者谈到跟死去的人相聚。

· 说到想追随死去的亲人。

· 看见精神向导，如草原狼、圣母玛利亚，或者某种更诡异的东西，例如，一个头戴帽子的男人坐在窗外屋顶上。

· 无法下床。如厕需要别人帮助，或者用上了尿布。

· 说"我要死了"，或者"没多少时间了"。

· "回光返照"，短暂恢复活力，伴随着喜悦、旺盛的精神和爱的表达，这种情况可能持续几个小时，偶尔会持续几天，随后是能量的崩溃。

· 不与外界交流，一睡就是几个小时，很少说话，闭着眼睛。

　　如果你或者你爱的人在医院去世，这些常识性的先兆可能会被医疗技术的喧嚣所掩盖。在这种情况下，注意以下迹象：

- 因四期癌症或脓毒症住在重症监护病房。脓毒症是对感染的灾难性全身反应。年龄越大，身体越脆弱，在住院前和进入 ICU 前几天伴有的重疾种类越多，距离死亡的时间越近。

- 重症监护病房医生讨论治疗方案，提出透析或讨论"多器官系统衰竭"，这些都是"死亡"的代名词，或者是死亡即将来临的预测性因素。

- 医生建议会见姑息治疗或临终关怀小组，或谈论"医疗护理目标""停止生命支持"或"解除治疗"。这些有时显得麻木不仁的话意味着，他们认为这时候应该从与死亡抗争，转变为减轻痛苦和提供舒适护理，并为尽可能好的死亡做准备。

# 树终须倒下

现代死亡有多种形态。在家里、疗养院和医院安排 一个平和的死亡，各自面临不同的挑战。然而，大多数死亡都有一些简单的共同点，尤其是对身体舒适、人际关系和疼痛控制的需求。在对死亡有预期的情况下，这一切都更容易达成。但死亡变得如此隐蔽，过程被治疗拉得如此漫长、模糊，许多人不再相信死亡就快发生的直觉。有经验的医生、助手和临终关怀护士往往更了解情况，但他们已经学会了绝不明确预测死亡时刻，而且他们有时候也并未察觉死亡的先兆。戴安娜以前是社工，为老年人提供收费陪护。回过头来，她才意识到她最喜欢的一位顾客出现的征兆。这位老先生是一名退休工程师，名叫戈登·莱肯格（Gordon Lechenger）[2]。

戈登 96 岁，住在明尼苏达州一个小镇的一所豪华辅助生活综合体，他在这里有一套公寓。在戴安娜担任他的陪护和助理的六年里，他们的关系从雇主和雇员之间的交易，发展成了亲密、互惠的友谊。戈登是一位鳏夫，有两个可爱的女儿、几个孙女和曾孙，他是那种在圣诞节的时候会询问住处工作人员给孩子买了什么礼物的人。他通常穿西装、打领带、戴礼帽，在戴安娜的记忆中，他"相貌堂堂，衣冠楚楚，是位绅士。是那种会帮你开门，并为此感到愉快的人"。

戴安娜认识他的时候，他 80 多岁，肩膀受了伤。他的女儿们雇她来帮他穿衣服，开着他租来的大轿车去乡间旅游，参观艺术博览会，逛一家老字号的百货公司——他去那儿买新衬衫、新帽子，和销售人员拉家常。有时候他会请她用谷歌帮他搜索一些东西，例如，叉子是谁发明的，然后在晚餐时说给同伴们听。

戈登能读懂戴安娜的表情。如果她上班的时候为自己的家事而紧张，他会说"把门锁上，我要把衣领翻过来"——意思是说，他要扮演牧师角色了。他握着她的手，看着她的眼睛，听她诉说，等她卸下心头的包袱后，他会轻声说："这也会过去的。"

在接下来的十年里，因为心脏病发作、反复住院治疗和受伤，他越来越虚弱、脆弱。他逐渐停止走路，越来越依赖轮椅。

因不明原因的胃出血短暂住院之后，他出现了第一个死亡的迹象。病情稳定后，他去了一家熟练护理机构，费用由医疗保险支付，他只得和另一个人合住一个房间。戴安娜发现，从女儿们那里得知他的钱已经花光了，再也承担不起辅助生活公寓的昂贵费用之后，他表现出显著的变化。以前他积极投入物理治疗，这次，他拒绝了。

有天早晨，在疗养院，戴安娜发现他望着窗外一棵伟岸的老橡树。他对她说，那棵树"必须倒下了"，因为它已经很老了，而且"度过了美好的一生"。有时候，他眼里有一种渺远的神情，戴安娜问起，他说他想起了和已故的妻子安吉拉跳舞的情形。戴安娜准备离开一个月，去澳大利亚照顾生病的婆婆，戈登对此几乎无动于衷——对她的事情漠不关心，这太不正常了。他的退缩，他对逝者的追忆，用隐喻描述生死的自然循环，这些都是预兆。

戴安娜回来后，戈登不再无精打采，沉浸在过去的回忆中。"他用那样明亮喜悦的目光看着我，"戴安娜说，"这辈子从来没有人用这样的眼神看我。"

那是一个温暖的春日。她推着坐在轮椅上的他散步，然后去活动室参加圣帕特里克节聚会。他对每件事都饶有兴致。他一向矜持、稳重，这天却兴高采烈地戴上一顶饰有三叶草的绿色硬纸板帽子，双脚随着爱尔兰音乐

167

舞蹈，赞叹蟹肉饼"好吃"，戴安娜从网上下载的爱尔兰笑话把逗得他乐不可支。这种突然爆发的喜悦情绪，这种生命能量的最后绽放，这种对世界的感激和自我克制的解除，就是临终关怀护士称为"回光返照"的死亡先兆。

次日早上，戴安娜发现戈登在床上颤抖。医生前来探视，认为戈登感冒了，并向他的女儿们保证，一大家人可以安全地按照原计划去佛罗里达度假。

隔天，戴安娜发现戈登坐在扶手椅上，面色苍白。他突然异乎寻常地对她说："你来得正是时候。"

他感到下背部疼得厉害。她叫来了助手，两个人一起把他弄到床上躺下。助手给他吃了泰诺，可一点儿用都没有。

接下来的四个小时是戴安娜一生中最难熬的一段时间。

不予控制的疼痛是妨碍平和死亡的常见原因，目前有61%的人在生命的最后一年受到疼痛的影响。死亡意外发生时，由于没有通常由临终关怀提供的专业疼痛管理，病人只好忍着。一向坚忍的戈登在床上不停地变换姿势，设法让自己舒服些。戴安娜重新给他整理了枕头，然后打电话向护理人员报告情况，医生批准有效止痛药的速度慢得令人痛苦。一个小时过去了。她坐在床上，试图把手伸到戈登的背后，给他揉揉腰。"他可爱地试图朝我这边挪，好方便我，但他太虚弱了，有心无力，"她说，"他的心地就是这么善良。"

与此同时，戈登的室友躺在帘子背面的床上，他也许感觉到戈登快要死了。他打开电视，把声音调得很大。又一个小时过去了。 168

一位年轻护士拿来了一片很大的止痛药，连同一杯水一起递给戈登。他吞下药片后，年轻女士放下水杯，快步离开了房间。电视机在帘子后面发出刺耳的声音，戈登的呼吸越来越困难。一个更有经验的护士来到房间，问戈登是否有"免做心肺复苏指令"，得到肯定的回答之后，她对戴安娜说："他情况不好。握着他的手。"戴安娜抱着他。戈登喉头哽咽，最后呼吸了两次之后，停止了呼吸。戴安娜相信他特地等到她回来才死。

因为很少有人经历过正常的死亡，所以我们成了死亡的俘虏，遭受它的暴虐。我们要么被吓坏了，陷入沉默和逃避，要么逃到"好死"的感伤叙事中，这是一种纯粹的精神体验，一切都得到了宽恕，天堂敞开了大门，人体的分泌物、气味、疲惫和混乱踪影全无。但是，就像出生一样，死亡是动物性和灵性的结合。对照顾者和临终时的我们自身来说，"足够好的死亡"也许是更现实的愿望，让临终的人尽可能舒适、无痛，为可能发生，也可能不会发生的美和超越留下空间。

最后的放手是一个无情的生理过程，与分娩类似。重要的器官一个接一个地关闭，或者一下子全部关闭，缺少氧气、营养和能量。临终者呼吸困难，嘴唇和脚趾变得乌青，意识转向内里，停止对他人的反应，在最后几次呼吸之后陷入深度睡眠般的昏迷。临终关怀护士把这个阶段称为"积极死亡"，通常持续三到八天，但有时候更短，有时候更长。

死亡有时候从头到尾都很温和，有时候则不然。恐惧、激动、困惑、呼吸困难、急躁、愤怒、痛苦都是正常现象，尽管通常可以通过医学手段予以缓解，死亡可能还是会令垂死的人感到折磨，令陪护感到疲惫和痛苦。

保持开放的心胸，降低期望值。临终关怀护士杰瑞·索西（Jerry Soucy）说："我不会一来就告诉家属这个经历鼓舞人心，会给他们留下积极的感觉和回忆。

我表示我们将尽一切努力，把这件艰难的事情做到最好，因为这就是我们所面临的情况。积极的情绪有时在当下发生，但更可能是在人死之后的数日数月间带来安慰。"

即使你是在没有临终关怀，或者缺乏有经验的人帮助下照顾临终者，你和爱你的人也做得到。周围只要有一个冷静的人，情况就会大为改观。千百年来，死人的事一直在发生，陪伴亲人死去的事也从未间断。作为照顾者，你最重要的任务是关注临终者的反应，想象一下，如果躺在床上的是你，你想要什么。如果你对可能出现的情况有所了解，你就可以更好地管理自己的恐惧情绪，你会明白，你所看到的，虽然困难，却是正常现象。

死亡不是紧急情况。你可以为之做准备、与之合作，你可以利用你心中无限的坚忍和爱——虽然你可能都没有意识到它们的存在。临终者和陪伴者承受过许多困难。他们跨越了崇山峻岭，建立事业，养育子女，经历过慢性病、孤独、婚姻、离异和丧亲之痛。现在是离开地球之前的最后一次辛劳。有时候，这是一场严峻的考验。很多事情都不在你的控制之中，但表达关心从来都不是徒劳无益的，你可能会骄傲地回想起你对别人的帮助。

170

# 这就是死亡的样子

你不必非得是圣人才能在家里好好地死去，但一定得有爱你的人。约翰·马斯特森（John Masterson）是一位艺术家和广告牌画家，他父母是爱荷华州达文波特市一对虔诚的天主教徒，育有十个儿女，他是老九。

他八岁那年丧母，和两个姐姐一起在孤儿院生活了将近一年的时间。20多岁时他搬到了西雅图。他是空手道黑带选手，创办了一家广告牌制作公司，并加入了创价学会，这是佛教的一个分支，主要功课是念经。每次出门之前，他都要用日语吟诵三遍 Nam-myoho-renge-kyo（意思是：我尊重《莲华经》无可挑剔的教诲）。

约翰在 57 岁那年患上了多发性骨髓瘤，这是一种无法治愈的血癌。他身边没有亲人，也没有医疗保险。他积蓄不多：他是那种放下挣钱的事不做，宁愿花几个小时教一位艺术家同行画一片金色叶子的人。多亏了他庞大的大家庭，他的空手道练习，以及虔诚的宗教信念，他同时属于几个群体。他很爱自己的三个孩子，他们是他与三位不同女性之间认真的亲密关系的结晶，他们同样热烈地爱着他。他最小的妹妹安妮随他去了西雅图。安妮是一位护士，她说哥哥"有一种不可思议的能力，惹人生气，却又让他们永远忠诚地爱他"。

刚开始感到身体乏力、形容枯槁那会儿，约翰试图用草药和念佛来治愈自己。等安妮带他去看医生时，他胸骨上的肿瘤已经有半个葡萄柚那么大了。骨髓瘤有时被称为"阴燃性"癌症，因为它可以潜伏多年，所以等到确诊时，约翰已经在它的烈焰包围之中了。

巨大的血浆细胞在骨髓中堆积，其他流氓血细胞溶解骨头，骨钙进入血液，损害了肾脏和大脑功能。他身体虚弱，头脑混沌，无法工作，也不能驾车。待付账单堆积如山，他丧失了房子的抵押赎回权。安妮在附近一家医院上夜班，她把哥哥接到家里，开车送他去各个政府办公室申请食品券、残疾人社会保障和医疗补助。她常常早早起床，把他的文件放在一个便携式塑料文件盒里，去社会服务办公室外面排队。

医疗补助支持约翰使用沙利度胺（thalidomide），这个药清除了血液中的钙，帮助他的大脑和肾脏恢复功能。华盛顿大学医学中心的一位血癌专家告诉他，骨髓移植可能会让他赢得时间，甚至可以让他多活几年。[3]

骨髓瘤最终还是会复发，移植并不能治愈肿瘤，治疗会暂时破坏他的免疫系统，可能会令他丧命，并且需要在无菌隔离的状态下恢复数周。[4] 约翰决定放弃这个治疗，并且坚决不做透析。

服用沙利度胺六个月后，约翰的情况有所好转，住进了派克农贸市场附近一套政府补贴的单间公寓。他很高兴又恢复了自由的生活，他在市场上四处转悠，为街头音乐家们制作视频，并在脸书上发布。这下安妮只好开车穿城去给他买菜、做饭、打扫卫生。

良好的健康状态维持了一年多。到 2010 年秋天，约翰再也忍受不了神经性脚痛——这是沙利度胺最大的副作用之一。他知道，一旦停止服药，钙又会在血液中积聚，生命从此将迈向死亡。

一个姐姐和一个哥哥从爱荷华州飞过来，协助安妮照顾他。夜间有一个手足留下陪他，白天由另一个手足或者约翰的大女儿、法律系学生基利负责照顾他。圣诞节来了又去了。他姐姐艾琳回到爱荷华州，换上了爱荷华州的另一个姐姐多蒂。多蒂是虔诚的天主教徒。一月初，约翰患了尿路感染，严重便秘且无法排尿。安妮带他去了华盛顿大学医学中心。这是他最后一次上医院。他的肾脏衰竭，癌症严重侵蚀骨头，打喷嚏时折断了几根肋骨。离开医院之前，约翰会见了一位血液科医生，医生请安妮离开办公室，稍事回避。

安妮不知道医生到底说了什么。幸赖在临终问题上讲求道德责任的机构文化[5]，华盛顿大学的大多数医生都训练有素，善于进行艰难的谈话。他们并不是简单地提供菜单似的零售选项，由病人盲目挑选。医院的医生认为自己有义务利用临床经验，为病人的最大利益着想，他们无惧对徒劳无益而又折磨人的临终治疗表示坦率的反对。会谈结束后，医生告诉安妮，她哥哥"希望顺其自然"。他将申请加入临终关怀。安妮开车把他送回家。

约翰知道自己快死了。他告诉安妮，他想"感受"过程中的一切，甚至是痛苦。"他接受了佛教说的吃苦可以消除恶业的观念。[6]我说，'不，那是胡说八道。你没做错什么'。"她看着哥哥的眼睛说："我们是罪人，或者必须受苦之类的想法荒唐可笑。"她知道在他自己不能用药的时候，她会给他施药。她是不会让他吃苦的，她告诉他，"你别无选择"。

安妮说她"决意"不抗拒哥哥的死，而是让他以

173

最温和的方式死，让事情自行发展。1月15日她生日那天，她和约翰及其他家庭成员步行到派克农贸市场去喝咖啡，进行庆祝。约翰几乎挪不动脚。安妮一直靠在他身边，以便在他摔倒时挽住他。这是他最后一次走出家门。

第二天是星期日，这天早上，安妮和约翰坐在他的工作台边，他望着窗外，问她："你觉得今天我会死吗？"安妮说："星期天是死去的好日子，但我觉得你今天还不会死。"这是兄妹之间最后一次有条理的交谈。

最后九天，他大部分时间在床上度过，因为肾衰竭，他越来越迷糊。他看起来并不害怕，但有时脾气比较暴躁。他越来越难以用语言表达需求，他想吃芹菜，却把它说成是"那个绿色的东西"，他让安妮带他去洗手间，去了以后却忘了去那儿做什么。他的女儿基利向法学院请了假，安妮也向她工作的医院辞了工。艺术家同行，唱诗班同学，他以前教过的空手道学员，他的侄子、侄女和广告画客户纷至沓来，安妮用枕头支撑着他跟大家招呼问好。

安妮负责打理一切，但她的方式很轻柔。她不审查访客，客人任何时候都可以来访。如果她需要给他换床单或者翻身，谁在场她就叫谁帮忙，并教他们操作方法。这样，她不在的时候，她知道其他人有能力照顾他。"那些对死亡最感艰难的人束手无策，认为自己不知道该怎么办，"她说，"我们其实知道怎么办。只要想一想：如果那是我的身体，我想要什么？最糟糕的是，在悲伤的时候，我们会感觉自己做得太少，但如果你动手帮忙，就不会有那种无助感。"

约翰一天比一天吃得少，话也越来越少，睡的时间越来越多，直到失去知觉，完全不再吭声。为了防止他长褥疮[7]，安妮每隔两个小时就给他翻一次身，必要时给他换尿布，谁在房间，她就拉上谁，帮忙给他擦洗身体。移动他的身体时，他会呻吟，所以她提前半小时左右把吗啡和阿维安药片压碎，按照临终关怀护士教的方法，用水混合好，滴到哥哥的嘴里。

有天早晨，有位哥哥急火攻心，指责安妮给约翰吃了太多吗啡。这是亲人们的共同恐惧，有时候约翰疼痛加剧，安妮加大吗啡剂量，他们接受不了。碰巧这时临终关怀护士来了，她平静而温和地解释说："你弟弟快死了，死亡就是这个样子。"

死亡是集体性事件。探望的人群不分白天夜晚，他们谈论约翰身上那些他们喜欢的品质，和令他们烦恼的地方，他们带来食物、鲜花、蜡烛和照片，把约翰的工作台搞得好像一个拥挤的祭坛。佛教徒们焚香、诵经。有人准备了联络图，有人安排了殡仪馆，有位佛教徒拟定了追思会方案。

然而，大部分的组织工作都落在了安妮的肩上。一个人的善终需要举全村之力，但也需要一个坚强的人愿意充当主导者——相当于支撑马戏团帐篷的中柱。在最后的两个星期，安妮简直像个超人一样。她说自己依靠宇宙中比自身更智慧的力量，这股力量是逐渐形成的，大家都做出了贡献，它的内容变得非常丰富。

175

"这并不是说我没有觉得压力巨大的时候。我既要应付所有的后勤工作，还要处理我心中对哥哥的复杂情感。有关我们之间复杂关系的记忆潮水般涌上心头，同时我也知道，我的目的是让他以最温和的方式去世。"

临终关怀团队默默地在背后提供支持。在约翰患病的两年里，他的医疗是治疗和实际支持的完美结合，从延长生命和改善功能，到无缝转变为减轻痛苦和照顾他到死。延长生命和改善功能是沙利度胺和华盛顿大学那些医生的工作，减轻痛苦和照顾他到死是临终关怀护士和爱他的人们的功劳。

床底下没有恶魔，床头板上方没有天使，也没有嗡嗡的监视器和高科技机器。就像大多数发生在家里的死亡一样，他的死是劳动密集型的，过程中也并非没有冲突。

约翰去世之前几天，他在爱荷华的两个同胞恳求安妮请一位牧师在天主教堂为约翰举行临终圣礼。"对我的哥哥姐姐们来说，这是一份爱。他们担心约翰在地狱遭受烈火焚身，"安妮说，"但约翰讨厌牧师。"安妮流着泪致电处理这类要求的西雅图教会，一番简短交谈后，牧师请她姐姐接电话。是的，这个姐姐承认，约翰是一名佛教徒。不，他没有要求举行圣礼。是的，他的孩子们坚决反对。不行，牧师告诉她，这样的情况下，他不能来。这不是约翰的愿望。

在家人上一次穿过派克市场十天之后的一个清晨，临终关怀护士给约翰做了检查，她说："他明天不会再在这儿了。"她看到了无可争议的体征：约翰的嘴唇和指尖呈紫色，上面有斑斑点点。他已经有几天没睁开过眼睛了。他呼吸费劲、不规则，奇怪的是仍然有节奏。

他看起来很平静。临终关怀护士走后，安妮在约翰的女儿基利和姐姐多蒂的帮助下，给约翰洗了澡、喂了药，然后和她们一起坐在他身边。

"那是西雅图的一月，"安妮说，"太阳从窗口照进来，我们听见下面的市场苏醒过来了。屋子里只有我们三个人，我们相互交谈，分享各自关于他的故事，我们喜欢他的地方和不喜欢他的地方，那些曾经让我们很生气、现在大家付之一笑的事情。我无法用语言来描绘那一刻的美好。他的公寓只有这么一间屋子，卧室和厨房只隔着半面墙。我去厨房烧水做咖啡，这时基利说，'他的呼吸变了'。"安妮放下手上的活儿，跑过去，坐在床上，把哥哥抱起来坐着。他的身体很轻。她紧紧地抱着他，在她哥哥最后三次呼吸期间，她像他每次出门前那样，念了三遍 Nam-myoho-renge-kyo。"念的时候，我的嘴几乎对着他的嘴，他死在我的怀里，"她说，"我们只是抱着他，然后我姐姐多蒂为他做了祷告。"

安妮坐在她哥哥旁边，对他说："约翰，你表现得很好。"

"我知道事情的发展比他可以安排的更好，"她说，"这对我来说是一次深刻的经历。我意识到死亡可以那么美好。"

## 为居家死亡做准备

刚着手写这本书的时候，我热切地希望向所有人推荐居家临终关怀。对于希望在家死亡，有钱请人照顾，或者有"群落"提供照顾的人，我仍然认为这是最好的选择。但在与许多照顾临终关怀病人艰难死去的人交谈之后，我意识到目前临终关怀服务的差距使得许多人无法在家中实现好死。就像我前面说过的，临终关怀工作人员不提供实际的照顾，有时人手不济，出现家属面临恐慌，提供的吗啡不足以控制疼痛，又或者其他应接不暇的情况。

有些人没有得到很好的照顾，原因在于，即便他们离死不远了，可以在家里享受以舒适为中心的医疗护理，但他们没有"正确"的诊断——不是那种发展迅速，一旦需要，马上就有资格获得临终关怀的病。还有一些人所住的区域不宜在家里存放麻醉药品，否则有遭遇入室盗窃的危险，基于同样的原因，附近的药店也不储存某些麻醉药。许多单身人士不具备深厚的亲友关系网络，或者亲友都已去世；而没有亲友帮助，无法在家里舒适地死去。对他们来说，更好的选择可能是临终关怀院、疗养院，或者热情欢迎临终关怀的辅助生活住所，甚至医院。

如果你具备在家中死亡的资源，这里有一些建议给你，你可以自己做好准备。这些建议收集自临终关怀护士、家庭护理人员和志愿者。

提前做好准备，保障临终者及其照顾者的基本需要。这意味着为守夜的人提供食物，让临终者身体舒适。（一旦死亡迫在眉睫，大家都手忙脚乱，没有时间去购物。）下一步，安排支持而不是有碍平和死亡的医疗护理，这意味着，如果你有资格，就加入临终关怀；如果不够资格，可以采取居家姑息护理或者重疾管理；至少，取得管理疼痛和焦虑的药物。这些基本事务安排妥当之后，营造一个平静、美好、专注的氛围。可以请临终关怀小组提供帮助，但这些任务主要还是落在亲朋好友的肩上。

地震国家的人们为应对下一次大地震，把瓶装水、干粮和蜡烛放在一起；同样地，你可以预备一个某些临终关怀机构使用的"死亡工具包"，基本用品包括病床、轮椅、床旁便桶、纸巾、深色棉质毛巾、尿布及垃圾袋。

如果还可以搬动病人，准备一块横放在浴缸边缘的"浴板"，好给病人擦洗或者洗浴。临终过程中，身体可能会散发异味，临终关怀工作人员通常会带上薰衣草或桉树喷雾剂，或者在床下放一袋木炭，以吸收异味，无香、喷雾型空气清新剂也可有效地祛味。

朋友们可以在厨房里储备一些简单的食物，并预备几份外卖菜单。带上杂志、填字游戏、音乐、诗集或宗教书籍，在漫长的等待过程中，这些东西派得上用场。准备一个白板或笔记本，方便大家相互留言。

把详细交代临终医疗愿望的文件贴在冰箱门上，确保朋友、家人和医疗团队都理解。不宜等到紧要关头，临时准备这些文件。本书第五章已经详细介绍过，最有用的文件包括："免做心肺复苏指令"（DNR）、"维持生命治疗的医嘱或医疗指令"（POLST 或MOLST）、向医疗警报基金会购买的"免做心肺复苏"手环，或者你所在地区承认、医院采纳的"免做心肺复苏"塑料手环。

看着一个人死去，情景可能惊心动魄，有些看护惊慌失措，拨打 911。在许多州，此举可能导致痛苦的死亡，或者导致病人在医院死亡，因为前来救援的医护人员接受的训练是救命第一，然后才找文件。（拯救生命和大脑是他们的首要职责，必须争分夺秒。）因此，请确保你有另外一个事先商定好的备选方案，而不是拨打911。如果涉及临终关怀，请将其号码贴在电话机旁；如果不涉及临终关怀，眼看人快不行了（例如，病人已停止进食、进水，或失去知觉，或四肢发紫），而你不知道如何处理眼前的局面，立即致电临终关怀机构。不要放弃，即使你早些时候遭到了拒绝，或者临终者拒绝了临终关怀服务。（例如，在俄勒冈州，有些临终关怀机构只需提前几小时通知就可以接管病人。）把下面这些人的电话号码贴出来：初级保健医生或护士、提供上门服务的医生及头脑清醒的朋友——朋友最好有医学知识或者有处理死亡的经验。这些人可以上门提供安慰，和你一起等待，或者在电话上给你指导。

## 为疗养院死亡做准备

将近 1/4 的人会在疗养院或类似的机构离世，大多数人都和另一个人共用一个房间，旁边的床上睡着另外一个人。在这样的地方，最大的缺憾可能是隐私，人们对隐私的需求得不到满足，无论对守候临终者的家人，还是对薄薄的帘子后面的室友，都是如此。室友必须忍受死亡的景象、声音、气味与悲痛。

如果你爱的人在疗养院过世，请疗养院提供一个单独的房间，临时使用（可能办不到，但问一下总没坏处），或者临时想办法。2006年，洛蕾塔·唐斯（Loretta Downs）的母亲在芝加哥一家疗养院去世时，她获准把一间闲置的储藏室改造成了一个神圣的私人空间，里面摆放着她母亲的个人物品。朋友和家人在这里分享回忆，带来食物，其他住客前来道别。

洛蕾塔是一位经验丰富的临终关怀志愿者，有室内设计的专业背景，她把自己创造的空间命名为"茧房"。"茧"是毛毛虫变成蝴蝶之前包裹它的壳，洛蕾塔借用了这个名字。这个房间成了这家疗养院的一个永久特色，广受欢迎，并启动了一场文化变革。

在布置这个房间之前，疗养院的工作人员惧怕死亡，害怕死亡发生时的拥挤嘈杂，大多数奄奄一息的住客都被送往医院。只有少数采取临终关怀的人在疗养院去世，家属只好挤在一个只能容许一位亲人舒服地坐在病人床头的房间里。住客一死，房间立即被清空，遗体被送走。 180

死者悄无声息地从他们长期称为家的社区消失，好像从未存在过一样。

"茧房"开放后，死前加入临终关怀的人增多了，更多的人在已经成为"家"的地方死去，而不是死在医院。其他居民更有可能跟死者做最后的告别，有些人对自己的死亡没有那么害怕了。此后，洛蕾塔帮助怀俄明州、印第安纳州和芝加哥郊区的一些疗养院创建了类似的茧房。她说，理想的空间安静，有自然光和自然景观，有落地灯、可调节的床、躺椅，以及柔和的音乐和折叠椅。其实，只要稍微发挥点儿想象力，几乎任何一个私人空间都可以装置得比共用的房间更加人性化。如需进一步了解临时创造或者建造茧房的信息，可以访问洛蕾塔·唐斯的网站 endoflifeinspirations.com。

## 给予照顾

让临终者保持干净、舒适，为防止出现褥疮，每隔二到四小时翻一次身，并在翻身之前给予足够的镇痛药。这是一项艰巨的工作：尽力而为就好。临终关怀护士杰瑞·索西建议你从临终者的身上获取线索。"如果病人看起来很舒服，那他可能确实很舒服，说明你采取的措施是有效的，所以，继续就是了，"他说，"如果病人看起来不舒服，那他可能的确不舒服，说明你的做法无效，所以，不要继续。"

记住，你看到的是一个自然的过程：停止吃喝表明身体的一部分停止运转了，减少了疼痛和痛苦，符合预期。不要哄骗或强迫病人进食、饮水，提供唇膏、凡士林、冰片，或者用海绵浸上水，滋润口腔和嘴唇。

181

你可以打开窗户，开加湿器，或者用小风扇对着临终者，以此缓解"缺氧"或者呼吸困难。临终关怀可以提供氧气支持，通过放进鼻孔的管子输送，但管子可能令人不适，机器会发出噪声。让舒适感指引你。如果临终者扯掉管子，随他去吧。别担心。给氧不太可能延长死亡时间，停止给氧也不太可能加速死亡。通常可以使用抗焦虑药阿替凡（劳拉西泮）和吗啡缓解呼吸困难。

如果疼痛和焦躁没有缓解，临终关怀小组可能会建议实施完全镇静，让病人进入持续的无意识状态，直到死亡来临。如果家庭成员惊慌失措，有时需要将患者转移到接收病人入住的临终关怀院或者医院。

没有所谓正确的死法。临终的人可能会生气或者易怒，害怕或者担心，悲伤或者接受，或者在不同的时间先后出现以上情况。他们可能害怕失去控制、成为负担，有失体面，或者家财散尽。他们可能想谈论自己最喜欢的运动队表现如何，或者绝口不想谈世间琐事。他们可能会说"我要死了"，或者坚持要"战胜疾病"，直到最后一口气。有些人需要说出心头的秘密，例如把一个孩子送给别人收养，曾经遭受过虐待，或者虐待过别人。有些人可能需要你告诉他们：没了他们，你会好好的；或者在他们走后，你会安排好各项事务，或者照顾好家人。有些人要在亲人离开房间后才肯断气。所以，不时休息一下。

据说听觉是最后消失的感觉。临终关怀工作人员建议你假定临终者听得见你说话，即使他们不再给你回应。你可以回忆你们一起度过的那些有意义的时光，或者他们身上那些令你喜爱的品质。你可能需要请求原谅，或者表达谢意；或者，你觉得默默地握着病人的手最舒服。

死亡仪式是为在场的每一个人举行的，并不仅仅是为了临终病人。不妨布置一个非正式的祭坛或桌子，摆上鲜花、照片，播放音乐，点上蜡烛；如果你愿意，也可以摆上宗教图像。总之，创造一个美好的环境。考

182

虑各种感官：视觉、触觉、嗅觉和听觉。在一些地区，如果你提出要求，全国性组织"门槛合唱团"（The Threshold Choir）在当地的分支机构可以派出一小队志愿者，来到重病患者床边，为之演唱。另一方面，你的亲人可能更喜欢通过耳机听威利·纳尔逊（Willie Nelson）唱《再次上路》（On the Road Again）。尊重临终病人的生平旨趣。

舒缓的音乐、轻柔的抚摸、精油按摩、朗诵诗歌或是诗篇23（"主是我的牧人"）这样令人安心的宗教文本，只要符合临终者的口味和信仰，也有助益。有些临终者及陪伴者发现佛教的"慈悲"祈祷令人安详：

愿你平安舒适

愿你充满慈悲

愿你平安无惧

愿你幸福。

## 最后的几个时辰

很多人在死前几个小时会拨弄床单或毯子，想伸手去抓灯光，或者好像在攀登想象中的悬梯；脚、甲床和嘴唇上面好像长了斑点，摸上去凉凉的；如果量血压，会发现血压下降了——不过，没必要量；脉搏可能很快，可能不规则，也可能很慢。

临终的人往往蜷缩成胎儿的姿势，或者一动不动地躺着，嘴巴张开。他们失去了对肠胃和膀胱的控制。有时会抽搐，在床上不安地动来动去。随着失去吞咽能力，分泌物在喉部积聚，临终者会发出临终喘鸣声，类似于漏水的潜水管发出的那种咕噜声。临终关怀中心的工作人员说，这种声音听起来很恐怖，其实病人的感觉没那么糟糕，可以把含有阿托品的眼药水滴在舌下，吸收分泌物。

最后，大多数临终者会停止说话，失去意识，似乎进入了睡梦，不省人事；呼吸粗重、潦草、不均匀，呼吸之间有长时间的停顿，直到完全停止。

人死后，至少等两个小时再与外界联系。如果预期的死亡发生在没有临终关怀介入的情况下，你可以先带着狗出门散散步，然后用对你有意义的方式说再见。

记下死亡时间，建议等完成告别仪式之后再通知当

善终的艺术

局。为了确认人的确已死，你可以用听诊器检查心跳，用镜子照口腔——一定不要让呼吸导致镜子模糊，或者，用手电筒照瞳孔，确定瞳孔不再收缩。根据法律规定，死亡证明必须由医生或护士签署。如果采用了临终关怀，可以由临终关怀护士签字。

如果找不到医务人员，请拨打县医疗检验官（不是紧急电话）或验尸官的业务电话。务必告诉接线员，病人得了绝症，已经死了几个小时了[8]，是"预期之中的死亡"。这一重要的语言艺术将降低你家被视为潜在犯罪场所的机会，因为这事听起来悲惨、过分。再次提醒，尽量别打911——这样做很可能会引发一连串不利于平静告别的情形[9]，有时甚至包括强行实施复苏措施，即使你所爱的人已经断气一个多小时了。

184

## 使医院死亡更加人性化

大多数人都不希望在医院离世，由于运气不好，病情突然严重恶化，或者由于缺少现实考量、计划，或者实际支持不到位，很多人死在医院。不管情况多么出乎意料，人们还是找到了使医院死亡人性化的方法，至少营造出某种死亡仪式的感觉。

我们还远远没有做到每家医院都有"产房"那样平静、美丽、温馨的"临终病房"，然而，即使在最不乐观的情况下，也有可能把医院环境重新布置一番，更好地满足临终者及家属的情感和精神需求。

2016年春天，利兹·萨尔米（Liz Salmi）听说她深深敬爱的写作导师巴里[10]在重症监护室戴着呼吸机，无法做出任何反应。她匆匆赶到医院。他中风了，还伴有败血症。他不可能恢复健康，也不太可能活得太久，恢复自主呼吸的机会更是渺茫。他的房间没有窗户，光线很差，利兹在她的博客上写道："很嘈杂，夹杂着各种机器发出的嘶嘶声、哔哔声、嗡嗡声……我在心里怒吼：'太糟糕了。我可不想这样死！'"[11]

巴里多年来一直在与一种退行性神经疾病做斗争，他签署了文件，表示死前不想使用任何机器。但由于震惊、悲伤，巴里的多年女友、他选择的医疗代言人一时混乱，不同意撤除生命支持措施。

利兹和其他几个朋友围在他的床边，把他的女朋友叫到一起，大家集思广益，讨论巴里可能希望怎么个死法。他们认为他需要呼吸新鲜空气、晒太阳、到户外去，以及听音乐、跳舞。一位朋友去楼下的车上拿来了扬声器，把它连接到巴里的 iPod 上。另一个人翻看他的播放列表。还有一个人询问 ICU 护士，可否用轮床或轮椅把巴里推到外面，这样他就可以在医院的院子里死去，护士认为这不切实际。

巴里的女友问是否至少可以把巴里搬到有自然光线的房间，护士点头首肯：ICU 套房里"最好的房间"就要投入使用了——那是一个阳光充足的地方，窗户对着户外。征得巴里女友同意后，医生给他注射了镇静剂，过了一会儿，取出了呼吸管。除了一台监视心率的机器，护士们解除了所有的连线和监视器，勤杂工迅速把他的床搬进了新房间。

医务人员离开房间后，利兹和朋友们涌进房间。有人打开窗户，让微风吹进来；小喇叭里飘出了音乐。巴里的朋友们围在他床边，大家把手放在他的腿上、手上和脚上。

"解除了机器的负担之后，"利兹写道，"他的身体踏踏实实地躺在床上。移动完他的身体，把他安顿好之后，我说，'这样符合自然'——这话主要是为了提醒自己，我所看到的是生命周期的一部分，就像婴儿出生时的啼哭一样。"在最后一台仍在运行的监视器上，追踪巴里心率的那条明亮的蓝色线条放慢了速度，呈锯齿状。

监视器发出嘀嘀的叫声。有人摁了一下按钮，机器安静下来。利兹握着巴里的双脚。"等到音乐结束后，大家把脸贴在巴里的脸上，泪如泉涌，"她说，"我哭得抽抽噎噎。大家都很悲恸。没有一个人跳舞。歌声结束后，房间里一派静寂。一个穿白大褂的医生来到房间，他戴上听诊器，把探头放到巴里的胸口。他的手触摸我们的朋友胸部的各个部位，然后向下触摸他腹部周围。他一个一个掀起巴里的眼睑，用手电筒照他的瞳孔，看它们是否收缩。瞳孔一动不动。医生看了看时间，说：'6点11分。你们想待多久都可以。'他离开了房间，我们站在那儿，久久地凝视着巴里。"

## 即兴创造死亡仪式

为了使医院死亡更加神圣、美好、平和，一些家属和心怀同情的护士撤除所有远程监测设备和医疗仪器，关掉所有监视器，不让机器发出声音。现在这些都没有必要了。加州泰拉琳达凯撒永久医院急诊室的工作人员采纳了斯科特·施密特（Scott Schmidt）博士创建的一份清单——名叫"尊重（RESPECT）规约"[12]。抽血、诊断测试和生命体征采集一概停止。医疗措施仅限于疼痛管理。病人的房门外贴着一个标志，以免工作人员打扰家属，护士必须确保房间里的每个家属都有椅子坐，每个人都暖和、舒适。

然而，许多医院没有这样人性化的做法，家人和朋友需要提出单独使用房间的要求。有些人在房间四周洒水，进行仪式性的清洁。另一些人带来照片、鲜花、圣书或宗教画像。即使没有火焰的电蜡烛也能营造一种神圣的感觉，还有一些人在临终者身边躺下，或者，在富有同情心的护士纵容下，偷偷把家里的宠物带来（有时候事后请求原谅好过事前请求允许）。

向医院或疗养院申请一个私人房间，要求有足够的时间和家人道别、等家人到场。如果有时间的话，要求转向临终关怀或姑息治疗，许多医院都可以提供相关服务。神学家梅戈里·安德森（Megory Anderson）从事临终服事，如果临终者有室友，他会把几张床单挂起来，创造一个私密空间。

许多人，甚至一些不信教的人，都受益于某种象征性的放手仪式。在《神圣的死亡》（*Sacred Dying*）一书中，梅戈里谈到她在医院与一个 11 岁女孩的私密交谈。女孩名叫凯蒂，是个癌症患者，就快死了，她认为上帝对她不满意："因为我做了一些坏事。"她内心感到很愧疚，因为她觉得自己对弟弟很刻薄，对父亲发脾气，尤其是她得了癌症，为了给她治病，家里的钱都花光了，她却没有好起来。

梅戈里拿了一张干净的床单，在上面打结，每个结代表小女孩的一个内疚，然后与凯蒂一起请她父母和弟弟进入房间。凯蒂一个一个指着那些结，为它们所代表的缺点道歉。凯蒂说完以后，她母亲非常吃惊，她喘息着把女儿搂进怀里。看着他们一家人哭着抱成一团，梅戈里退到了一边；大家哭完以后，她回到床边，一家人一起祈祷，然后逐个解开了所有的结。小女孩当晚就去世了。

另一些人觉得把所爱的人交托给了宇宙，或者祝贺逝者"旅途愉快"，去到莎士比亚所说的"那未知的，所有人都有去无回的地方"，因此感到轻松。尽管除了参加婚礼或者葬礼之外，我父亲几十年没进过教堂，但一位圣公会牧师志愿者还是带给了我极大的安慰，他在父亲的额头上抹油，并遵循《共同祈祷书》的规定，为他实施了"死亡时的服侍"。

在医院临终关怀住院病房举行的那个小小仪式让我认识到，我把父亲交给了我们所从来的那个巨大的神秘。他的痛苦结束了。他加入了"圣人的行列"之类的说法不符合我的信仰，也不符合他的信仰，但具体言辞无关紧要。这个仪式帮助我向父亲道别，让我认识到我已经完成了作为父亲的女儿和照顾者的角色。我感到轻松、幸运。我不知道死后会发生什么，但这个仪式让我相信，无论迎接父亲的是什么，那都一定是善意的。这时候不应该再试图重新安排外部环境了，只需要陪着父亲，等待即将降临房间的神秘。

《最后的善举》（*Last Acts of Kindness*）作者、临终关怀护士朱迪思·雷德温·凯萨（Judith Redwing Keyssar）记得，有位漂亮的年轻女子患了卵巢癌，没几天好活了。她叨念着，"带我回家，我想回家"。她父亲和兄长搭飞机赶到，他们把她的话当了真，决定把她搬到波士顿附近的一个临终关怀院。波士顿是她从小生活的地方。母亲连续数小时握着气息奄奄的女儿的手，父亲和哥哥则在打电话，联系临终关怀院、救护车和航空公司。莉莉断气的那天清晨，他们还在打电话。在她生命的最后几个小时，他们把时间花在人为的忙碌上。

到了某个时刻，学会放手。有时候医疗团队拒绝停止治疗，有时候家人之间意见相左。接受你无法改变的事情。采取给你留下遗憾最少的行动，让你爱的人平静地离去。"回到真正重要的事情上来，"临终关怀护士洛里·佩林（Lori Perrine）建议，"祈祷吧。寻求指导吧。对这个人来说，是死于家中重要，还是死得平静重要？有时候，这两件事是不一样的。"

## 迎接神秘

埃德在博尔德教授摄影技术，他接到电话时，已经是深夜了。他的母亲弗洛伦斯六十多岁，一年前中风以后一直坐轮椅，她在前门昏倒在地，被送进了重症监护病房。医护人员在车道上为弗洛伦斯实施了心肺复苏，尽管她有"免做心肺复苏指令"。在他们成功地使她的心脏恢复可靠的跳动之前，她的大脑已经缺氧四分多钟。

埃德从摄影课堂直接开车奔到重症监护室的母亲病床前。她的手很暖和，身体一动不动，眼睛睁着，瞳孔固定不动，已经放大了。在刺激药物的作用之下，她的心脏仍在有力地跳动，双肺随着机械通气呼吸机的一动一静，有节奏地充气和排气。

埃德遇到的那位重症监护医生直接而干脆，在埃德看来近乎冷酷。他说弗洛伦斯再也不会思考或者说话了，埃德说："我们全家都签字同意撤除设备，这个决定并不困难。"

埃德在外屋等候时，一位医生拔出了弗洛伦斯喉咙里的呼吸管，解除了所有的线路、管子和连线。埃德回到安静下来的房间里，握着母亲的手。药物还在她的血液中循环，心脏继续跳动，胸部不停起伏，这种状况持续了一个多小时。深得她信任、长期照顾她的专业陪护埃斯特坐在床的另一边。

守候期间，埃斯特和埃德聊起他母亲的最后一个周末。弗洛伦斯是国家级桥牌锦标赛选手，埃斯特刚陪着她去拉斯维加斯参加了一场地区锦标赛回来。弗洛伦斯以非同寻常的精力和斗志策划和执行了这次旅程，这与她第一次中风之后那种消极、闭门不出的生活方式大异其趣。埃斯特陪在她身边，她坐在轮椅上参加了几乎所有比赛。然后她们飞回丹佛，还没进家门呢，弗洛伦斯就倒下了。

"这个天使般的女人告诉我，我的母亲是多么聪明，头脑是多么清醒，在拉斯维加斯是多么开心，"埃德说，"我妈在一场（桥牌）比赛中得了第二名，在另一场比赛中得了第三名。她上午、下午、晚上都在参赛。她的耐力超出任何人的想象。这是她喜欢、擅长的事情。她非常开心。

190 "在那间重症监护病房里，我强烈地感觉到一种更博大的精神从身体的痛苦中释放出来。我无法具体描述这种精神来自哪里。可能完全是因为我心中涌动着对母亲的情感吧。也可能是因为埃斯特，她是一个富有同情心的陪护，入行很多年了。但感觉比这些都大。

"我感觉到房间里实实在在有一种存在和我们同在，它比我认识的作为肉身的母亲更博大。它让人感到广阔、无限、慈爱和温情。如果说我得到一个启示，尽管周围有这些可怕的情形和乱七八糟的机器，那就是：那儿存在着更博大的东西。我感觉房间里充满了爱和恩典。"

弗洛伦斯的肺长长地呼了一口气之后，没再吸气。埃德以为她已经断气了，把眼睛看向别处。埃斯特的经验更丰富："还有最后一口气。"埃德回忆说："我以为她不会再呼吸了，然后她又呼了一口气。太特别了，难以言喻。"

## 告别

许多文化和宗教流行这样的传统：人死后，亲朋好友对身体进行仪式性清洗，或者用精油涂抹身体。[13] 现在，护士们把这个古老的仪式带进了病房，把它变得非常美好，虽然去除了宗教意味。2011 年，时任加州圣塔巴巴拉乡村健康中心肿瘤科护士的黛布拉·罗杰斯（Debra Rodgers）、黛比·罗斯（Debbie Roth）和贝丝·卡尔姆斯（Beth Calmes）等人创造了"沐浴和尊重仪式"，帮助家属及护士们同逝者道别。

为死者清洗完毕身体，给遗体穿上从家里带来的衣服或者干净的睡袍后，护士鼓励亲朋好友用薰衣草精油涂抹遗体。贝丝平静地说："这种身体性的做法看来很有帮助。我有这样一个理论——目睹人死之后，我们会感到震惊，头脑变得麻木、混乱。沐浴和抚摸亲人时，身体会明白思想所不能理解的东西。"我把她们采用的仪式做了一些修改，供读者参考。

191

给头发搽油时，护士或家人大声说："我们向（简的）头发致敬，它曾在风中飘扬。"接着，轻轻在额头上搽一点油，同时说："我们向（简的）额头致敬，这是她思想的发源地。"讲每句话时，都把死者的名字插入适当的地方。

我们向你的双眼致敬，它们曾经满怀爱意地看着我们，欣赏过大地的美丽。

我们向你的鼻孔致敬，它们是呼吸的通道。

我们向你的耳朵致敬，它们倾听过我们的声音。

我们向你的嘴唇致敬，它们曾经传递真情实感。

我们向你的双肩致敬，它们承受负担和压力。

我们向你的心致敬，它曾经爱过我们。

我们向你的双臂致敬，它们曾经拥抱我们。

我们向你的双手致敬，它们曾经与我们的手相握，在这一生中做了这么多的事情。

我们向你的双腿致敬，它们带你进入新天地，接受新挑战。

我们向你的双脚致敬，它们走过你人生的道路。

感谢你在我们的一生中带给我们的礼物。

感谢我们共同缔造的记忆。

很荣幸成为了你生命的一部分。

## 准备方法：

### 在家里：

· 做好满足临终者及家人生理、情感和精神需要的准备。

· 如果可以，却尚未实施的话，加入临终关怀。

· 将疼痛管理作为优先事项。

· 危急时刻不要拨打 911，提前安排好另外的方案。

· 取得"免做心肺复苏指令"和"维持生命治疗的医嘱"或"维持生命治疗的医疗指令"。

· 关注真正重要的事情：接受发生的一切，平静地死去。

### 在医院：

· 要求撤除所有不必要的医疗设备、警报器、监视器和音响。

· 要求"仅提供舒适护理"：不抽血，不做诊断性检查，不采集生命体征——仅做疼痛管理。

· 不要害怕占用整个空间，偷偷把狗带进来，即兴构想符合你心意的仪式。

· 你可能想朗诵诗歌，或者做祷告。以下是来自世界各地的一些优美片段：

### 藏文祈愿书

藉着你的祝福、慈悲和引导，藉着从你那里流淌出来的光的力量：

愿净化和消除我先前的行为和历史带来的所有负面后果、所有破坏性情绪，所有的无明、孽障，

愿我的念头和行为所造成的一切伤害都得到宽宥，

愿我完成这一世深奥的修行，安详地死去，

愿因着我死亡的胜利帮助所有的众生，无论生死。

——《西藏度亡经》

### 圣公会死亡祷文

仁慈的救主啊，我们将你的仆人［插入姓名］交在你手中

我们谦卑地请求你，认领你本族的这头羊，你羊群

中的这头羊，这个得到你救赎的罪人。

将他/她领进你慈爱的怀抱，领进永享平安的福地，领他/她加入光明、荣耀的圣徒之列。阿门。

愿他/她的灵魂和所有逝去的灵魂，因着神的慈爱，得到安息。阿门。

——《共同祈祷书》

### 穆斯林亲友为死者所做的祈祷

伊娜·利拉希和伊娜·伊莱希·拉吉恩

我们的生命从真主而来，我们回到真主那里。

### 希伯来临终祈祷

我在万物根源的面前承认，生死不在我的手里。

正如我没有选择生，我也没有选择死。

愿我的生命给认识我的人带来愉快的记忆。

愿我所爱的人对我有美好的记忆，愿这记忆带给他们欢乐。

请求所有我可能伤害过的人宽恕我。

我宽恕所有伤害过我的人。

如同波浪回到海洋，我回到了我生命的源头。

结 语

# 走向新的死亡艺术

**不再惧怕骄阳的灼热**

不再惧怕骄阳的灼热，

或者隆冬的凛冽；

你已完成人间的使命，

领取工资回家安息：

金童玉女，与扫烟囱的人

同样归于尘土。

不再惧怕大人物的嗔怒，

你已经挨过了暴君的打击；

不再为衣食忧虑；

芦苇与橡树对你无异：

权杖、学问、身体，

最终都归于尘土。

不再惧怕闪电，

或者惊悚的雷霆；

不惧诽谤，不怕被斥鲁莽；

欢乐哀怨已成过往：

欢爱中的年轻人，都难免

交托给你，归于尘土。


驱魔者伤不着你！

巫术魅惑不了你！

游魂野鬼扰不到你！

任何邪恶都不能靠近你！

你已修成平静的圆满；

好名声是你的坟冢！

——摘自莎士比亚《辛白林》

# 一切都破坏了她的生活

我以已故路易丝·曼弗雷迪（Louise Manfreddi）的故事作为本书的结尾，她得到了所有临终病人都应得，却鲜少有人确实得到的关怀。她的"好死"是她的家人、医生、护士和其他人长期紧密合作的结果。她是纽约州北部一对贫穷的卫理公会牧师的女儿。她的丈夫吉恩（Gene）是一位房屋油漆工。20 世纪 50 年代，他们在锡拉丘兹买了一所房子，她在那儿的一所学校担任助理，并抚育两个女儿安妮和莉。闲暇的时候，她侍弄花园，醉心阅读，她热衷于谈论政治，还创办了一个女权意识培养小组。50 多岁时，她发生了严重的脑出血，再也无法独自料理日常生活。

经过几个月的绝望之后，路易丝在家人的帮助下建立了新的生活。她又学会了走路和说话，一定程度上这要归功于她观看了《芝麻街》，但她再也没有恢复安排实际事务的能力。她可以用微波炉加热一杯咖啡，但不能从头到尾自己做。她可以读一篇文章，但没法阅读一整本书。早上，她需要丈夫或女儿帮她穿衣服、洗头。

她不得不停止园艺和驾驶，但她又开始关心起政治，以及与家人朋友相聚。她自愿为她所在的教会担任迎宾，她总是戴着栗色的贝雷帽，经常陪着单独前来的人一起坐在长椅上。

她死于肺炎，享年 84 岁。她死在家乡锡拉丘兹山上的一所临终关怀院里，那是一幢优美的镶着橡木饰板的建筑。她断气的时候，两个女儿握着她的手。她的身体散发出芬芳的气息——这要归功于一位富有同情心的勤杂工，他（征得家属同意后）给她擦洗了身体，并给遗体涂上了芳香的精油。

很多人以为填写了"生前预嘱"，在精神层面上坦然接受抽象的死亡现实[1]，就可望实现好死。我们希望死在家里，避免重症监护。但好的死亡往往需要更多的支持，仅有恰当的文件和正确的心态尚不足够。 198

路易丝能够实现好死，多亏了一个创新的联邦计划，在我认识的人中，她是死得最好的一位，尽管她经历了一个艰难的长期衰退过程。在生命的最后八年，她只住过一次医院。她连一个晚上都没在疗养院住过。她非常幸运，从大多数美国老人经历的杂乱无章的医疗护理，转到了一个自始至终支持她的综合项目。她比我认识的很多人都死得好，虽然有些人比她有钱，教育水平比她高，还有些人很有名望。

尤其特别的是，她通往好死的路始于76岁时一次糟糕的结肠镜检查。她被送往锡拉丘兹的圣约瑟夫医院接受手术，切除穿孔的那部分结肠。在那里，一位敏锐的社工认真打量了一下她丈夫。路易丝的女儿们早已成家，从父母家里搬走了，为了照顾依赖性日益增强的妻子，吉恩早早地退了休，靠领取社保金生活，他已经不堪重负了。在医院召开的家庭会议上，一家人都留下了泪水。在这次会上，社工劝说路易丝住到当地一家疗养院的阿尔茨海默病病房。

路易丝住到疗养院后，吉恩可以松一口气，但路易丝感到无聊、痛苦，她比那些患有典型的阿尔茨海默病的同伴——其中有些人整天坐在轮椅上啼哭——腿脚更灵便，头脑更敏捷。她想回家。但是吉恩再也没有能力独自照顾她了。他不愿意卖掉房子，然后用这些钱和她一起搬进某种形式的辅助生活机构。聘请私人健康助理也不可行，因为曼弗雷迪夫妇负担不起这个开支，而且他们无论如何也不想放弃自己的隐私。

路易丝的女儿莉是网页设计师，就在这个时候，她在网上搜索中发现了一个创新性的联邦资助项目，叫作"对老年人的全方位照顾方案"（PACE），该方案为照顾者提供广泛的支持，让路易丝这样的人住在家里。锡拉丘兹刚刚启动了一个项目，该项目隶属于当地天主教教区成立的非营利组织洛雷托（Loretto），自1926年以来，洛雷托一直以照顾老人为职事。

洛雷托与另一家非营利组织圣约瑟夫健康中心联系紧密，该中心的旗舰医院入选了《美国新闻与世界报道》的"最佳地区医院"。像所有的PACE项目一样，锡拉丘兹项目模仿的是1911年创立于旧金山唐人街的"安乐之家"（"On Lok"［取自粤语"安乐"的音译］，意为安宁快乐）。"安乐之家"由一名社工和一名牙医创办，向来并不以助人好死为目标，而是为了让脆弱的老年人保持健康、强壮，并得到足够的支持，在华人社区与家人住在一起，不去医院和疗养院。

曼弗雷迪一家认为，PACE对良好生活的强调是走向良好死亡的第一步。[2]路易丝一加入这个项目，家里每个人的生活都改观了。一名护士上门了解情况，确保吉恩足够强壮，可以让妻子在家里得到足够的支持，一名职业治疗师检查房子本身是否安全。（一名PACE勤杂工随后提出了修缮建议，比如增加扶手和栏杆。）PACE 的一名社工帮助这对夫妇填写了申请医疗补助的文件（它与医疗保险一起，每月一次性支付 PACE 一笔钱，作为路易丝的护理费用），并让这对夫妇提前支付丧葬费——评估医疗补助资格时，这对他们没有坏处。制订丧葬计划自然让这对夫妇想到了生命的结束。护士准备了一份医生签名的"维持生命治疗的医疗指令"，详细表达了路易丝的医疗意愿。她指定丈夫吉恩和女儿莉在她自己不能做决定时，替她做决定。

从那时起，PACE 把路易丝的所有照顾都纳入了一揽子计划，不区分治疗性医疗、康复、社会工作、娱乐、社交和实际支持。它提供所有服务，把她作为一个整体看待，而非一种疾病诊断结论，全方位照顾她的身体、心灵和灵魂。一周三天，一辆面包车接上路易丝去锡拉丘兹一座改造后的商业大楼参加日托活动，让吉恩休息一下。她和其他参加活动的人经常一起从那儿外出进行实地考察，观赏南瓜或者落叶，甚至体验赌场和电影院。

PACE 为每个人提供午餐，送路易丝回家的时候，会给她带上晚餐和周末的食物。仲冬时节，PACE 群伴参观了"湖上之光"，这是围绕奥南达加湖精心布置的圣诞灯展。路易丝深得 PACE 工作人员的喜欢，这些人把自己的工作视为一种使命，而不是一份工作。面包车驾驶员和家庭健康助理是 PACE 团队的重要成员，他们往往是首先注意到客户健康问题迹象的人。他们的观察有助于将问题扼制在萌芽状态，他们参加为每个客户举行的定期案例讨论会。

路易丝患了白内障后，PACE 安排她做了摘除手术。黄斑变性确诊后，一辆 PACE 面包车把她送到眼科医生那里，注射了昂贵的针剂，以减缓病情的发展。PACE 报销助听器费用，因为良好的听力让人保持社交，如果愉快地参与社交，痴呆症就不那么容易恶化。与标准的老年医疗保险不同，PACE 覆盖眼镜和假牙。她可以在日托中心的美容店花 10 美元做头发，享受拜访音乐家和宠物的乐趣，还可以去看足病医生和理疗师——这些项目都不用家里承担费用。PACE 服务员每周上门帮她沐浴一次。有一个护士 24 小时待命，路易丝生病后，有一位护士上门看望她。

PACE 出钱买了一个警报装置，以防她摔倒。PACE

201

送她回家时，把她的药放在塑料包里，上面注明了日期、小时、剂量，她丈夫只需撕开药包，按时给她吃就行了。她大小便失禁以后，PACE 送来了大小合适的尿布。她的女儿莉说："这意味着我妈可以和我爸住在一起，而我爸没有受过任何特殊训练。他可以专心做她的丈夫，让一家人生活在一起。"

在生命的最后一年，路易丝不再担任教堂的迎宾，她的身体变得越来越虚弱，话也越来越少。她并没有刻意为之，但体重自然减少了 10 磅。没人说起她在走向死亡的话，但她的身体状况明显在急剧下降。她产生了轻微的妄想，无中生有地祝贺一个女儿升职，并安慰另一个女儿——在她的想象中，因为发生了金融危机，女儿被迫卖掉并搬离自己的房子。她去日托中心的次数减少了，在家里的沙发上一打盹就是几个小时。她失去了强有力的吞咽能力，无法阻止食物进入肺部，得了一场肺炎，在家里服用抗生素治疗。

康复后，PACE 工作人员一天三次到她家给她做饭。一位营养学家想方设法刺激她的食欲，吉恩给她吃冰淇淋，大家对此视而不见。这是一个默契的权衡：让她享受简单的快乐，而不是把她的余生变成一个推迟死亡的凄惨项目。

　　2015 年感恩节前不久，吉恩夜半惊醒。躺在他旁边的路易丝挣扎着拼命呼吸，嘴里发出可怕的声音。他叫了救护车。路易丝又得了肺炎。

　　圣约瑟夫医院负责照顾所有的 PACE 客户，在那里，一切都很难说。刚到医院的时候，吉恩不确定妻子能否再熬 10 分钟。几位护士在她的鼻孔处放了一根细细的 202管子，输送高流量的氧气，并经静脉输入抗生素对抗感染，输入生理盐水对抗脱水。刚开始的时候，路易丝振作了一些，不再喘息，但情况并没有好转，事实上，情况每天都在恶化。肺和胸壁之间的空隙形成了积液。

　　入院大约一周以后，医生询问她和家人是否同意进行胸腔穿刺术——在肋骨之间插入一根又长又粗的针，抽出积液，让呼吸变得顺畅一些。医生说，胸腔穿刺术可能会让路易丝暂时感觉好一些，但过程比较痛苦，也不会一劳永逸地解决问题，而且它本身也有风险。莉记得情况是这样的："我妹妹安妮问医生'如果她是你妈妈或者你姐姐，你会选择做吗？'，他们（医生）嘴上不肯明言，但眼睛和表情分明表示'不会'。"

奇怪的是，路易丝坚持认为自己没有肺炎，而且积液也没有困扰她，所以安妮告诉医生："那就不做吧。"一定程度上，她们的决定受到几年前家人之间一次交谈的影响。他们围坐在厨房餐桌边，为一位敬爱的长辈的境况哀叹不已。这位长辈患了痴呆症，长年蜷缩在疗养院的床上，依靠饲喂管生存。八年前，路易丝参加 PACE 项目时，表达了自己的医疗偏好，这对姐妹俩也是一个帮助。莉回忆说："进了医院以后，情况明显不会好起来了。'维持生命治疗的医疗指令'正好提供了我们需要的指导。"

在这种情况下，在一个缺少有效整合、更具经济驱动力的医疗体系里，一个具有不同理念的医疗团队可能会说服路易丝接受抽取积液的做法。他们可以得到很好的补偿，路易丝的死亡日期可能会被推迟。如果家人表示反对，医生可能会说病人如何难受，会死得多么恐怖。
203 医生本来可以尝试更奇特、更昂贵的抗生素和降低血压的强效药物。如果她住在疗养院，没有家人的保护，她可能会被送到重症监护室，死在那里。

没有发生这样的事情。

进入医院 10 天后，路易丝开始表示既不饿也不渴，拒绝食物和饮水，反应水平降低。她还在接受静脉滴注生理盐水和抗生素，舒适、清醒，没有疼痛。感恩节期间，莉和夫家人过节回来后，PACE 的一位社工在路易丝的床边召开了大家庭会议。她的丈夫吉恩坐在一把塑料椅子上，双手抱着头。莉坐在她母亲的一侧，妹妹安妮坐在另一侧。一位年轻的实习医生、负责督导他的医院姑息治疗医生、两名社会工作者（一名来自医院，一名来自 PACE）和一名护士站在床头附近。他们聚在一起，讨论医生们所说的"医疗护理目标"。

路易丝的女儿莉记不得这位年轻医生进行最初试探时说了些什么。他的指导老师介入进来，又做了一次尝试。他们说的话吉恩都没有听进去，他只是一味坐在那里，双手抱着头。"他们一直在谈医疗上的事，"莉回忆说，"他们说'我们关心她的医疗护理''我们想让她保持舒适'之类的话。他们在兜圈子。他们比我们更无所适从！他们提出我们可以把她搬进疗养院，给了我们一大堆选项，仿佛她还要再活五个月似的。"

"最后，我忍不住了。我抓住我爸的手说：'让我来总结一下吧。这些好人的心地太善良了，他们没法直截了当地指出我们讨论的是要给妈妈一个什么样的死亡。'"

每个人都松了一口气。"房间中的大象总算被正视了，"莉说，"每个人都可以自由自在地说得具体一些。"医生问家人是否同意让路易丝停用抗生素，并停止静脉滴注保持水分的生理盐水。解除输液管后她会舒服一些，也会让她死得更快、更容易些。也许家人需要考虑一个晚上。

吉恩和他的女儿们都没感到什么压力，甚至连轻微的催促都没有。"如果我们表示希望他们全力以赴（并给予最大限度的治疗），他们会的，"莉说，"我们有时间和机会自己做决定。"路易丝的丈夫泪流满面，他抬起头来说："这有什么意义呢？"他知道路易丝一直希望死在他前面。事实上，她经常开玩笑说，如果他敢先死，她就杀了他。"她总是想比我先走，"吉恩说，"满足她的愿望吧。现在就办，让她摆脱抗生素。"

现在莉担任了这个家庭的首席谈判代表。她问医疗组，如果家属同意实施姑息治疗，那么，她母亲有些什么选项？传统的临终关怀不是一个选项，除非路易丝退出 PACE，并登记加入临终关怀，但她活不了那么久，参加不了。无论如何，她的女儿们认为，作为家人，她们无法像熟练护理人员那般让母亲感到舒适。莉回忆说："我们希望作为家人陪伴她，而不是充当她的照顾者。我们认为让她在家里死对父亲不是最好。我们无法想象他还会睡在那张床上。"

这时，PACE 的社工提出坎宁安"顶楼有一个很棒的病房"——坎宁安是一所高层疗养院，也是洛雷托整合护理系统的一个完美组成部分。坎宁安在疗养院文化中实施了一项广受赞誉的创新举措，叫作"伊甸园替代方案"，它去除了疗养院工业化、分工护理的做法，而是将居民聚在一起，形成一个一个的小群体，便于他们与人数不多的工作人员以及彼此之间建立更深厚的关系。PACE 将承担路易丝在那里的费用，就像承担她在圣约瑟夫医院的费用一样。由于联邦政府拨付了一百多万美元款项进行修缮，坎宁安的顶层已经变成了一个很好的集长期姑息治疗、护理和临终关怀于一体的地方。莉给医院工作人员施加了压力：如果他们同意让路易丝离开医院，那他们能保证路易丝在坎宁安顶层获得一张病床吗？ PACE 社工停顿了一下，表示尽力而为。

从那时起，事情就进入了快车道。医院的出院计划部门迅速行动起来，紧张地为腾空路易丝的病床这一机构目标努力。坎宁安顶层只有几张床是专门为临终病人准备的，当时没有空位。出院计划专员决定把路易丝安排到坎宁安的另一个楼层，那儿有一张空床，但不具备姑息治疗楼层的那些设施。出院计划专员说，顶楼一有空床，路易丝马上就可以搬过去。一向精明、警觉的莉表示反对。她立即打电话给老年医疗保险办公室，对"出院计划"提出申诉，表示反对，申诉程序自动为路易丝赢得了在医院多待一天的机会，在此期间，坎宁安顶层有人去世了。路易丝被医疗车送到那里。家人松了一口气。

死亡往往很难看，而家人和朋友都渴望美好。一个好的死亡不仅取决于临终者是否安宁、舒适，也取决于留在活着的人心中的记忆，或者后来长期纠缠他们的记忆。莉清楚地记得坎宁安的橡木饰板和外面一望无际的山谷。临终者们的伴侣、子女、亲朋好友不用挤在自动售货机旁，一边喝着劣质咖啡，一边等待更坏的消息，而是聚集在客厅的壁炉旁，在公共厨房里准备饭菜，一家人在餐厅里围着一张长长的橡木餐桌吃饭。这里的服务员不叫"持证护理助理"，而叫"anam cara"，盖尔

206

语中的意思是"灵魂朋友"。按照要求，他们把注意力放在培养与居民的关系上，而不是完成一系列的任务。墙壁、镶板、家具、厨房，所有的一切都传递出这样的信息：你不是病人。爱你的人们不是访客。你的死是一个人类事件，而不是一个医学事件。你和你爱的人会得到照顾，你会在美好的氛围中离去。

在这个由政府资助的机构里，医学履行着它抛诸脑后的最后一项职责：照料临终者。路易丝的房间和酒店的豪华套房一般大，足够放下两张小床，在母亲进入死亡过程的那四天，莉和她妹妹安妮在那里过夜。白天，她们把母亲的床推到窗前，一连数小时坐在母亲两侧，分别握着母亲的一只手。两姐妹可以喘口气，眺望流云、群山、湖泊和锡拉丘兹周围的山谷。她们听到的不是心脏监护仪的哔哔声，而是路易丝喜欢的音乐——弦乐、长笛和圣诞音乐，安妮用一个大型手提式录音机播放音乐，录音机是她姐姐莉向十三楼的一位工作人员借来的。

工作人员每天给姐妹俩送餐，所以她们只有在需要出去呼吸一口新鲜空气时，才离开母亲身边。每隔两个小时，服务员进来轻轻给路易丝擦拭一下身体、翻个身，让她保持干净舒适，不让皮肤皲裂。

路易丝风华不再。她在最后一年掉了一些肉，在医院里体重又降了一些，停止饮食后，她更加消瘦了。她的头骨清晰可见。一缕一缕细细的白发贴附在头上。一根塑料氧气管伸进她的鼻孔，缓解她的缺氧状态。她大小便都失禁了。她骨瘦如柴。她沉湎于自身，话越来越少。但她盖着粉红色的被子，手蜷缩在枕头上，枕头上面绣着一颗心，被子和枕头是她女儿安妮从家里带来的。她的整个死亡过程以家人的情感和精神需求为中心，忽视或阻止死亡的疯狂治疗企图无立足之地。

207

路易丝一直相信有一位慈爱的上帝，但她从来不太相信地狱之说。"你认为有天堂吗？"她经常问她女儿莉。"我不认为有蓬松的云朵，"莉说，"但那种能量一直都在。"路易丝快死的时候，莉问妈妈怕不怕死。"你可以看到她调动全部力量，争取让自己意识清醒，她说'不怕'。"

第四天早晨，路易丝的手和脚都变成了暗蓝色。她的呼吸缓慢而粗重。为她沐浴并清洁床铺以后，坎宁安一位名叫塞萨尔、在波多黎各出生的服务人员问她女儿："我可以为你妈妈祈祷一下吗？"她们表示同意，并退到一边，塞萨尔用芳香的精油涂抹路易丝的头和身体，为她做了一个小小的礼拜，用他的西班牙语轻声给她念《圣经》。

塞萨尔做完这一切之后，过了几个小时，莉发现路易丝的呼吸间隙拉长了。她拉着行将逝去的母亲的手，像她妹妹早些时候那样，对她说：你是个好妈妈，放心走吧。莉把电话放到路易丝耳边。路易丝的丈夫吉恩发现，每天在她身边待几个小时是一件非常痛苦的事。他回家去了，距离太远，不能及时返回。他再次表达了他对妻子深深的爱。听到吉恩的声音后，路易丝断了气，享年84岁。

莉拿出一个装着彩色圣砂的瓶子，这是在附近一个美洲土著文化中心举行的曼陀罗仪式上，一位藏族僧侣送给她的。她往母亲身上撒了一些细沙。她摘下母亲的结婚戒指，放进自己的口袋。

那天，天一直阴着。窗外，天上的云裂开了一个洞，太阳从洞中照射出来。其后洞口慢慢被云彩弥合。208 对曼弗雷迪姐妹来说，这正当其时。"我们觉得这是母亲最终离开她身体的方式和时间，"莉说，"那是天堂，是宇宙意识，或者你相信的任何东西敞开大门拥抱她的时辰。"

一刻钟后，一名护士来到房间。她听了听路易丝的心脏，向姐妹俩确认她们的母亲已经死亡，并接受了她们关于死亡时间的报告——没有打扰，没有戏剧性的场面，也没有喧闹。莉回忆说："这对我们是鼓舞和支持，因为我们的看法没有受到挑战，我们不会因为没报告权威而受到指责。""这让人感觉她的死和我们的陪伴像是个人和家庭的送行仪式，而不是一个法律事件。"护士告诉姐妹俩，她会打电话给医生，签署死亡证明，并通知殡仪馆。"她走了，就像关上了开关一样。"她们吻了吻母亲的身体，与她道别，把被子掖到她的下巴下，然后回家陪伴父亲。

　　这就是协作性死亡的样子。路易丝的家人既没有精疲力尽，也没有悲痛欲绝。从她加入 PACE 项目那天起，到最后断气，她得到的关怀契合她的需求，而且从未忽视她和她的家人所珍视的东西——这远比我们通常认为的"医疗"要广泛得多。除了一个小小的例外，她的家人从来不必和医生、医院或政府机构做斗争。

　　她的死留下的不是痛苦或者困惑，而是感激。她的女儿莉说："想起她的死，我的眼中涌起泪水，但这是感受失去的泪水，而不是关乎她是怎么死的、为什么死的，也无关我们做了什么，或者没做什么。""她不必长期痛苦地住在疗养院或者医院。我感到欣慰的是，我的家人和社区可以让她安然去世，她几乎是在她自己的床上死的。我们没有遗憾，唯愿我们有幸以同样的优雅离开人世。那是一场完美的风暴。一切都为她开道。" <sup>209</sup>

路易丝的死在全美都称得上是一个典范。每一个面临生命终结的人都应该获得这种水平的医疗，以及实际的甚至是精神上的照顾。在人的生命接近尾声时，我们的社会把这么多钱花在徒劳无功而且痛苦不堪的高科技治疗上，却剥夺了平和死亡所需的那些简单的支持。这是一种讽刺。我希望本书确保你和你爱的人像路易丝一样度过晚年的艰难岁月。但我做不到。她有幸住在锡拉丘兹，这里有一个良好的综合健康系统，由利他主义者创建，这些人有超越利润之上的关怀。她有一个自信且有交涉能力与担当的女儿做她的医疗代言人。最后，她有 PACE 项目，该项目把客户而非机构的便利作为核心使命。

对我们很多人来说，生命的最后几年有时候可能会很混乱。PACE 目前只能服务全美国四万名身体虚弱的老人。它在国会有盟友，但它没有一支收费高昂的游说大军，它在国家议程上的地位不够高，无法大范围推广。人们普遍认为，在美国大部分地区，至少在对待衰老、不治之症和死亡的方法方面，传统医疗体系已经破产了。你和爱你的人好像进了迷宫，到处都是死胡同、裂缝和残破的台阶。你可能找不到上门服务的医生。你可能没有一个强悍和忠诚的家庭成员或医疗保健代言人。你可能不得不面对美国医学研究所在 2014 年的死亡报告中所称的"一个支离破碎、受到不正当经济刺激的供给系统"，以及"病人和家庭需要的服务与他们能够获得的服务不匹配"这样的悲剧性问题。在这样的环境下，即使是差强人意的衰退和死亡，也算得一种胜利。

210　　我在书中介绍了医疗领域内外一些人士的经历，他们发挥奇思妙想，让我们和他们的最后几个月更加人道。他们当中有马路天使，如加州圣塔巴巴拉那些上门探望虚弱老人的护士；有凯撒永久医疗系统的急诊医生——他们确保临终病人的亲属有地方坐，有温暖的毯子，有必要的隐私，可以好好向逝者告别。他们当中包括一群默默无闻的物理治疗师、职业治疗师、社会工作者、临终关怀护士、姑息治疗和老年病医生，他们专注于使人们保持身体的正常运转，享受尽可能好的生活质量，直到可以实现高品质的死亡。他们当中包括成千上万的非正式群体，这些人组织起来照顾临死的朋友，还有数以百万计的受薪陪护，他们把自己收入微薄的工作视为一种使命，以及这样一群护士：他们清洁死者的身体，把神圣感带到医院的病房，尽可能恢复祖先们那些仪式的尊严感。希望你能想办法找到这些人，如果找不到，你可以以他们为榜样，用你自己的方式实施他们的做法。

我们这个社会面临的挑战，是如何把目前主要由慈善机构、医疗保险试点计划和个人利他主义精神推动的零星试验，在每个人生命最后阶段经历期待的转变时，作为他们的护理标准。这需要自下而上的反抗。我们理应得到更多，我们理应有更高的期待，用于支付医疗费用的资金已经花掉了，但主要是花在昂贵而令人痛心的技术上，这些技术几乎没有什么持久的好处。在美国，每一个衰弱的人，每一个不治之症患者和临终者，都应该享受与其个人需要相适应的某种形式的PACE；所有脆弱的人都应该享受医生上门服务；任何需要居家治疗的人都应该享有临终关怀，而不仅仅是那些疾病迅速发展，预计六个月内会死亡的人。

要实现这个目标，就必须改变报销制度。

如今，医疗领域内收入最差的，是那些满足老年人和不治之症患者需求，诚实面对死亡现实的人。一个肿瘤医生花几个小时同病人交谈，了解他们的关切，解释医学的局限性，鼓励他们去探索临终关怀，结果，病人对他的评价和他的收入却不如另一个不说真话的肿瘤医生；后者为病人实施徒劳无益但补偿丰厚的化疗，直到病人去世之前几天才停止治疗。一个老年病专家的收入还不如一个学习经历逊于他的内科医生，而他们的年收入都比心脏外科医生或重症监护专家少几十万美元。包括老年医疗保险在内，小钱精明大钱糊涂的医疗保险体系继续吝于为延迟残疾并支持持续健康的物理治疗提供资金，同时为因未接受物理治疗而跌倒的人慷慨支付6000美元的救护车费和每天7000美元的重症监护费。这个系统需要一次翻转，更好地奖励那些花时间、把病人作为关注中心的医生，而不是那些依赖科技的医生。现在的情况是，报销制度设计实际上造成了昂贵、过度医疗化的死亡，充满不必要的痛苦。得有巨大的勇气、悟性、支持和运气，有时还需要资金，才能实现平和的死亡。

我们目前的系统设计是为了方便最富有和最有权势的那百分之一的医疗玩家，包括医院、保险公司、专家、医疗学术中心，以及靠出售药物和医疗器械赚钱的商业公司。它以满足他们的利益为主，而不是服务于本该是医学使命核心的病人。现在，我们这些在国家非正式护理大军中服役或将要服役的沉默的大多数，应该从一个一个医生的办公室开始，在各个层面上发出我们自己的声音。 212

## 不完美的艺术

我希望这本书能帮助你明智地处理这种令人困惑的局面。我希望它能给你工具，在你还可以的时候，扭转刚刚出现的健康问题；在你无法扭转健康问题的时候，得到协调良好的医疗；在你脆弱的时候，找到可以保护你免受侵袭性治疗的人。我希望你从本书中获得鼓励，永远不要被医生唬住，做你自己生活的专家，表达你的心声。最重要的是，我希望这本书帮助你以你主要关切的方式，塑造你的生活和死亡。无论你在哪里离世，我都希望有果敢之人帮助你营造一个可以容纳神圣感的空间。

但请记住，创造新死亡艺术的目的不是要让事情变得完美。我们利用手头不充足的材料，营造可忍受、可共享，具有自己独特美丽的东西，因为爱使它变得神圣。

医生作家阿图·葛文德这样的人通过自上而下的努力，极大地促进了医疗文化的改善，指导医生与不治之症患者进行更诚实的对话。但是，训练医生如何告知病人需要知道的情况只是困难的一个方面。我们大家需要通过自下而上的努力，形成政治压力，改革私人保险和公共保险，让它们在财政上支持这种变化，在我们的生命接近尾声时，为我们提供必需的实际支持和医疗支持。

所以，发出你的声音吧！你关于衰老、死亡和医学的最佳谈话可能不是发生在医生的办公室里，而是发生在你的餐桌旁，以寻常方式对你爱的人和爱你的人表达你的看法，把你的声音带到更广阔的世界，不断讲述你的故事吧。

# 术语表

许多行业都有自己的术语，外行人士常常望而生畏。
医学也不例外。它有很多专业术语、首字母缩略词、委
婉语，经常用过分烦琐的术语表达简单的概念，还有俚
语和隐语。医学亚文化可能令人摸不着头脑，我希望这
个术语表可以作为一个指南，就像了解另一个国家的短
语手册一样，帮助你了解医生想告诉你什么，并鼓励你
把内心最深的关切说出来。

**日常活动清单（ADL）**：这份清单列出了日常独立
生活需要进行的五项基本任务：自己进食、洗浴、穿衣、
梳洗和如厕。这五件事很重要，因为评估日常生活能力
可以快速设定旨在改善功能的治疗目标，并确定病人是

否有资格享受各种医疗保险和医疗补助。**日常工具性活动（IADL）**：指在复杂的现代社会中，正常生活所必需的更为复杂的生活任务，如付账单、打扫房间、购物、做饭、开车、按时服药和使用电话。有工具性活动困难的人士往往只需借助零星帮助就可以在家里生活，而有日常活动困难的人士通常每天甚至每小时都需要有人帮助。

214　　**预立医疗指令（AD）**：也称"生前预嘱"。这是一份法律文件，记录你在无法沟通、濒临死亡，或者不可能恢复你认为愉快和有意义的生活时，愿意接受和拒绝哪些治疗。如果你害怕临死时被吊在呼吸机上，或者害怕在发生致命的脑损伤之后靠着机器维持呼吸，那就签署一份预立医疗指令。

　　**晚期疾病**：医界行话，指癌症、肺气肿、心力衰竭等疾病的晚期，病情严重，发展缓慢但无法治愈，最终会置人于死地。这个短语没有确定的医学定义，也没有一个时间表，但它通常意味着，如果无人帮助，你就不能正常生活，也看不到转机。如果你的医生使用这个短语，请她说明具体含义，有时候，她的言外之意可能是，你"该接受临终关怀"了。

**抗胆碱药**：一种很隐蔽却广泛使用的药物，包括苯海拉明和许多处方安眠药，它阻断化学乙酰胆碱在大脑和神经系统中的作用。短期使用有可能导致认知混乱，长期使用可能显著增加患痴呆症的风险。如需了解更多信息，请查阅美国老年医学会经常更新的"啤酒清单"（Beers List）。

**协助自杀或医生协助自杀**：一些临终病人要求医生给他们服用终止生命的药物，有些人反对这种做法。这是反对者使用的术语。因为"自杀"一词有犯罪和病理含义，支持者更喜欢使用"协助死亡""死亡权""有尊严的死亡""医生协助的死亡"和"临终选择"等术语。

**主治医生**：主治医生可能是你在医院见到的地位最高的医生。他／她培训和指导经验不足的实习医生和住院医生。判断方法：白大褂越长，地位越高，权力越大。实习医生是新手，穿白色短夹克；住院医师已经完成了一半的培训；主治医师的褂子最长。如果你想改变医疗措施（如"夜间不要采集生命体征"），请主治医生下医嘱。

**生命伦理委员会**：由医院指定的群体，运用医学伦

215

理学基本原则解决医生、家属和病人之间有关治疗（和不治疗）的分歧。委员会奉行四条指导原则：患者自主、公平、无害、有益患者。（通常概括为自治、公正、无恶意、仁慈。）如果你不希望采取当前的治疗，或者觉得没有得到你想要的治疗，你可以要求做"生命伦理咨询"。然而，最好首先进行姑息治疗咨询并协商实际的解决方案，因为姑息治疗医生往往更擅长人际沟通。

**行为能力**：医学－法律术语，指有自行做决定的能力。如果医生认为你没有"行为能力"，那么，决定权就交给你指定的医疗代言人——也叫代理人、医疗保健代理人或委托人，如果你没有代言人，那决定权就落在医生头上。

**照料**：医务人员和普通人对这个词有完全不同的理解，造成了很多混乱。在医学界，"照料"指任何形式的治疗，包括侵入性和令人不舒服的生命支持技术。它并不一定意味着亲自护理、情感支持和外行人所谓的其他形式的"照顾"。医生所谓的"撤除照料"，指的是让临终病人摆脱先进的医疗技术，而不是终止对病人的关心、安慰和同情。

**当班护士**：在医院病房"负责"值班的护士。决策者。如果你想改变护理措施，不要只是口头抱怨，找当班护士。

**化疗脑**：化疗后的大脑迷雾，往往是永久性的，是 痴呆症的诸多导因之一。

**慢性病**：无法治愈，但通常可以控制。管理得当的话，慢性病患者有时候能活几十年。

**慢性阻塞性肺病（简称慢阻肺、COPD）**：肺气肿之类的严重肺病，肺向血液输送氧气的效率降低。慢性阻塞性肺病是不治之症，晚期或末期病人符合临终关怀诊断条件。

**干耗**：医生之间交谈时使用的俚语，意为"接近生命的尽头"，指身体虚弱、反复出现健康危机的病人。任何一次危机都可能是最后一次。更科学的说法是极度虚弱、多种疾病并发和缺少活力。

**临床疗效**：对病人健康有直接好处的一种衡量方法。了解"临床"效果很重要，因为许多显示有"替代疗效"或"统计意义"的治疗可以提高诊断测试分值，但不能转化为对患者的真实效果。

**代码（code）**：医院内部使用的俚语，指即将死亡，也称"崩溃"。医院公共广播系统公布蓝色代码，求助复苏小组，代码的说法来自于此。**慢代码、浅蓝色代码或好莱坞代码**指通过蓝色代码的运动，满足亲属或者医院的仪轨，但是要缓慢而温和地进行，因为病人已经没有挽救的希望了。其他代码在不同医院之间并没有统一的标准，不过红色代码通常表示火灾。

**舒适护理：**医院和疗养院用语，表示停止任何引起疼痛的治疗，而专注于减轻各种形式的痛苦。这个术语没有精确的医学定义，但大家都知道它的含义。如果你认为应该停止治疗措施，让病人自然死亡，请医生下"舒适护理"或"只采取舒适措施"的医嘱。

**补充和替代医学：**这个名目涵盖了所有非西方和非传统的疾病与健康处理方法，包括针灸、营养、灵气、引导式想象、按摩、阿育吠陀（印度医疗，主要手段包括药草、推拿及瑜伽疗法）、草药，以及通过祈祷或冥想协调身心的方法，是对西方科学范式之外的各种治疗方式的总称。

**充血性心力衰竭（CHF）：**由于瓣膜渗漏，血管僵硬、堵塞或其他损伤，心脏不能有效泵血。这是一种无法治愈、不断恶化的慢性病。症状包括呼吸困难、疲劳、虚弱及脚踝肿胀。如果病人仍有恢复力，起搏器、心脏瓣膜置换术或其他手术有益。最佳控制方法通常是药物治疗和生活方式的改变，如锻炼、减少盐的摄入、控制压力、降低体重。在病程早期，心脏管理护士可以帮助患者保持良好的生活质量。充血性心力衰竭通常会恶化，晚期或末期患者符合临终关怀接收条件。临终关怀护士使用吗啡和其他药物，帮助患者处理呼吸短促、心脏疼痛和其他症状。

**牛仔**：医疗风险采取者。在业内这是一个带贬义的词语，形容承担不当风险的医生，比如为虚弱得无法康复的人做开胸手术。如果你从一位医生那里听到你不喜欢的消息，你可能会发现一个"牛仔"，他愿意异想天开给出新颖而不可行的方案。

**心肺复苏术**：心脏或呼吸停止之后，使用刺激性药物，用力按压胸部，及使用体外除颤器电击心脏等试图使人苏醒的方法。对年老体弱或身患绝症的人实施心肺复苏时，会折断肋骨，既残忍，又无效。短期存活率在 8% 到 20% 之间[1]，没有脑损伤的存活者很少见。为避免心肺复苏术，请医生签署"维持生命治疗的医嘱"和／或"免做心肺复苏指令"，或"允许自然死亡"。

**急救车**：医用滚动推车，装备有用于心肺复苏的药物和设备，包括一个支持呼吸的手动气囊面罩，和一台帮助心脏恢复正常心律的体外除颤器。

**发绀**：发紫。死亡来临时，紫色的嘴唇、皮肤和甲床是常见的标志。

**除颤器**：体外除颤器透过胸壁电击心脏，使心律恢复正常。植入式除颤器（ICD）有时被称作"胸内急诊室"，它在人体内发挥同样的作用。据说除颤器发射脉冲时，病人"感觉胸口像被马踢了一样"。如果你同意使用除颤器，重要的是安排好"退出计划"，在它不再服务于你的目标之后，停止使用，因为在病人临终时，反复发射的脉冲会造成不必要的痛苦。根据所有主要心脏病协会联合发布的伦理声明，停止使用除颤器既不是协助自杀，也不是安乐死。

**痴呆症**：一种实用、简略的医学表达方式，指大脑功能严重退化，需要他人帮助管理日常生活的情形。因为有多种导因，痴呆症是一个标签，而不是一种精确的诊断。

**不住院（DNH）或不运送（DNT）**：医生下达的禁止送你去医院的指令，这样你就可以在已经成为你家的地方死去。这个指令通常是"维持生命治疗的医嘱"的一部分。

**免做心肺复苏（DNR）或允许自然死亡（AND）** 219
**指令**：医生下达的禁止实施心肺复苏术的指令。除非你
得了绝症，否则医生很难下达这个指令。

**死亡**：许多医生避免使用这个词，而更倾向于说多
器官系统衰竭、晚期，或者终末期。

**水肿**：残留液体引起的肿胀。

**终末期**：医学用语，指生命接近尾声，通常由充血
性心力衰竭、肺气肿或肾衰竭等缓慢发展的疾病引起。
这个词没有确切的医学意义，医生使用这个词语时，通
常表示他们认为病人可能在六个月内死亡。如果你的医
生使用这个短语，请他／她做进一步详细解释，并打听
能否加入临终关怀。你可能有资格，临终关怀会极大地
改善你的情况。

**终末期肾病（ESRD）**：肾衰竭，肾脏失去了从血
液中过滤毒素的能力。如果不做透析或肾移植，终末期
肾病通常会在数月内导致相对无痛苦的死亡，其特点是
疲劳、精神错乱、逐渐陷入无意识状态。

**安乐死（Euthanasia）**：仁慈杀人。出自希腊语，
意思是"好死"，现在指未经逝者主动要求，采取医疗

手段结束其生命的做法。这是非法行为。这个术语有时也指一个人自愿用处方药安排死亡的时间，美国有几个州的法律允许绝症病人采用这个方法。也称死亡援助或医生协助死亡。对于这种死亡方式，安乐死的说法不准确。

**循证医学（EBM）：**根据科学证明有效的治疗方法做出临床决定。在最好的情况下，循证医学有助于放弃无效的治疗，使大型医疗系统在治疗方法上更好地保持统一；在最坏的情况下，它会变成由算法规定的千篇一律的医学，而不是建立医生和患者之间的治疗关系。

**衰竭：**一种笼统的官方医学诊断，伴随着"衰退"和严重虚弱，其特征是体重下降超过 5%，病人食欲差、虚弱、能量水平低。如果不是脱水、抑郁或其他可纠正的原因所致，那么衰竭往往是最终衰退的前兆。它本身不是临终关怀的合格诊断条件。有时候医生们私下里会说"干耗"——意思是快死了。

**致命：**医生不喜欢使用的另一个词语，他们喜欢用末期、进行性、严重、慢性或终末期之类的词。

**饲喂管或 PEG 管：**通过插入鼻孔或直接植入胃的管子输送营养的方式。疗养院觉得使用起来很方便，也能得到很好的补偿，但是，对于因为痴呆症而失去吞咽能力的患者，饲喂管极大干扰他们的生活质量。副作用包括谵妄、褥疮、躁动和肿胀。为了防止病人扯掉管子，护理人员给他们注射麻醉剂，或者把他们的手脚捆起来。终末期痴呆症患者，特别是有人代其发言的患者，使用饲喂管的情况越来越少。

**虚弱**：身体的虚弱表现为动作缓慢，需要他人帮助，以及丧失恢复力。"轻度虚弱"的人需要他人帮忙购物和付账，"中度虚弱"的人也需要他人帮忙做饭、上下楼梯和做家务。非常虚弱的人完全依赖他人，但健康状况似乎还比较稳定。被描述为"极度虚弱"的"晚期虚弱"患者即使得个小病也无法治愈，很可能在六个月内死亡。

**常客**：医用俚语，指身体虚弱、经常看急诊的老人，221也称为瓦罐、面包屑或"戈莫"（GOMER，意思是："别来我的急诊室"）。

**老年病专家**：老年健康问题专家。珍贵、低收入、濒临灭绝的人类。

**医疗护理目标**：治愈无望时，药物如何帮助你完成你最看重的目标。如果医生希望讨论"医疗护理目标"，那通常意味着，他／她认为是时候从以治愈为导向、有时艰苦的治疗，转向减轻你的痛苦，了解你现在对良好生活质量的理解，并为实现尽可能好的死亡做准备。

**高价值医疗护理**：一种医疗改革的理念，不是根据所做的检查或治疗的数量来判断医院的表现，而是看患者是否真的更加健康了。类似于以病人为中心或以人为中心的医疗护理方式，但更关注成本。

**临终关怀（Hospice）**：出自法语，原是中世纪的一家旅店，它为旅行者和宗教朝圣者提供住处，在英语中，这个词现在有三个相互关联的含义。最初含义是照顾临终者的独立住所；第二个含义是关注临终者生理、情感、医疗和精神需求的理念与实践。在美国，它有第三个含义，指为生命只有六个月的患者提供一揽子医疗服务的保险福利。临终关怀护士、社会工作者、医生和牧师去私人住宅、疗养院、医院或独立的临终关怀院探望病人。他们的工作重点是减轻痛苦，支持照顾者，控制疼痛，并提供精神、情感和身体上的安慰。为了获得医疗保险的临终关怀福利，患者须同意停止所有治疗。222 一些私人保险机构承担一整年的"临终关怀"，同时允许病人采取一些治疗措施。

**医院谵妄**：疾病或住院压力引起的思维混乱、记忆丧失和幻觉。它曾经被认为是一种暂时的状态，但这种状态增加了患痴呆症的风险、一年之内死亡的风险，以及精神功能永久丧失的风险。

**日常工具性活动（IADL）**：参见日常活动清单（ADL）。

**ICD**：内置心脏装置。见起搏器或除颤器。

**"我没有水晶球"**：问到病情的发展态势，或者病人还剩下多少时间时，医生用这个短语表达不确定和情绪不适。请医生为你勾画你所患疾病的典型发展图，了解你拥有的时间是以天、周、月或年计算。很少有进一步的准确推测。

**不治之症**：医生现在很少使用这个词，他们更喜欢用"慢性""进行性"或"晚期"之类的词语。

**双重效应原则**：这是中世纪天主教神学家圣托马斯·阿奎那提出的道德原则，宣称应该根据行为的主要目的对它进行判断，即使这些行为也在无意中造成了较小的伤害。这条"法则"被广泛用于证明给垂死的病人注射吗啡以减轻疼痛属于正当之举，即使这么做抑制呼吸，可能稍微加速了死亡进程。

**临终医疗援助（MIA）**：这是支持者的说法，呼吁把绝症患者获得致命处方药以确定其死亡时间的权利合法化，也称为临终选择权、死亡权、有尊严的死亡和医生协助的死亡。

**医疗委托书：**见委托书（POA）或代理（Proxy）。

**转移性肿瘤或转移瘤：**癌症已经扩散到新的部位，这是病情发展到"第四期"的标志，无法治愈，最终是致命的。

**维持生命治疗的医疗指令（MOLST）：**由医生签署，比"预立医疗指令"更可能得到遵守，详细罗列了病人接受哪些治疗，或者拒绝哪些治疗。对于任何一个寿命只有几年或者患有不治之症的人，这都是一份无比宝贵的文件。参见"维持生命治疗的医嘱"（POLST）。

**道德痛苦：**医务人员感受到的情感和精神痛苦，他们迫于医院的规定或者病人家属的压力，对病人采取一些导致其痛苦和违反临床医生道德价值观的事情。经常用于描述重症监护室护士眼看病人缓慢而痛苦地死去时所感到的那种痛苦。

**多种并发症：**多种不可治愈、不断恶化的疾病同时存在，如糖尿病、心脏病加肺气肿。手术风险呈指数级上升，长期前景不佳。

**多器官系统衰竭：**维持生命的重要器官（如肝、肾、肺和脑）停止运行。有时是医学上对"死亡"的委婉说法，通常是死亡的前兆。

**院内（疾病）：**由医院治疗引起的健康问题（包括死亡或残疾），包括药物混用、手术后可以避免的"并发症"、医院获得性感染和医院谵妄。同义词：医源性。

**过度诊断：**因为前列腺特异抗原（PSA）、血液或甲状腺检查结果不正常或指标升高，把一种身体状况称为"疾病"并予以治疗，即便它并未也不会带来不适。先进的成像技术降低了许多情况的"正常阈值"。过度诊断浪费金钱和时间，引起不必要的担心，并且经常导致过度治疗。[2]

**过度治疗：**弊大于利的检查、用药和治疗，"治疗" <sup>224</sup>使得病人面临比"疾病"本身更严重的风险。治疗是为了满足其他人的需要或目标，而不是病人的需要或目标。是"治疗检查"，而不是"治疗人"。

**心脏起搏器：**一种植入人体内部的装置，向心脏传送有规律、无痛、微弱的电脉冲，以纠正心率缓慢。可以减轻疲劳和昏厥，从而改善生活质量，但也可能延长死亡过程，如果没有症状，没必要使用。（见"治疗检查"。）如果你正在考虑采用起搏器，一定要与医生或护士商量好"退出方案"，在设备不再服务于你的目的时，以无痛、非手术的方式停用。根据主要心脏病协会发布的伦理声明，停用起搏器既不是协助自杀，也不是安乐死。决定权在病人。

**姑息治疗：**以减轻痛苦和维持功能，而不是进行医治的医疗措施。与临终关怀不同，它适用于早期阶段的重症或不治之症，可以为病人提供额外的支持，同时提供治疗导向的治疗。它可以帮助病人维持功能，过有价值的生活，并就未来的医疗保健做出自主、明智的决定。有些医疗系统把姑息治疗称为支持性治疗、疼痛管理、重症管理、先期临终关怀，或者症状管理。姑息治疗不限于六个月内死亡并放弃治疗的人，但它常常被混同于临终关怀，很遗憾，在某些医疗系统中，"姑息医疗"意味着让医生就解除生命支持与病人进行最后的谈话。

**姑息性化疗和姑息性放射治疗：**这些治疗旨在控制症状，而不是把病治好。姑息性放疗有效减少或消除扩散到骨头的癌症引起的疼痛。所谓的姑息性化疗有时会对生活质量产生负面影响。

**患者代表：**医院工作人员，负责充当联络人，代你表达你的担忧。如果你在住院期间有疑问、投诉或问题，请咨询患者代表或护士长。

**以患者为中心的医疗或以人为中心的医疗：**这是另一个医疗改革运动，旨在把病人的需要，而不是医生、护士和卫生系统的方便，作为医疗和决策的中心。

**医嘱：**由医生签署，其他医生和护士通常会执行的治疗方案。"免做心肺复苏指令"或"维持生命治疗的医嘱"，以及为获得医疗保险或医疗补助报销的物理治疗、家庭健康助理和其他许多服务，需要医生的签名或者转诊证明。

**授权书（POA）：**医疗委托书，或医疗保健持久委托书的简称，你以此指定医疗代言人，也叫代理人、医疗代理人，或者受托人。

**维持生命治疗的医嘱（POLST）：**允许或禁止医疗措施的详细医嘱，也称为"维持生命治疗的医疗指令"。对患有末期疾病或身体虚弱的人士特别有用，效力超过"预立医疗指令"。

**术后认知功能减退（POCD）：**手术之后丧失精神功能，有时是暂时性的，有时是永久性的。术后认知功能减退的风险随着年龄的增长而加剧，对本来就存在认知障碍的患者，开胸手术、全身麻醉和髋关节置换术的风险特别高。

　**初级保健医生**：多面手，通常是内科医生，可望对病人很了解，转介病人接受诸如物理治疗或职业治疗等服务。

**预后**：对疾病通常病程的预测。在实践中，预后往往意味着坏消息，往往与"恶化"或"不良"等词语搭配。

**进行性**："病情随时间的推移而恶化"的医学表述，通常指不治之症的早期阶段。

**代理人（Proxy）**：你的医疗发言人或医疗代理人，也称"受托人""授权委托人"或者"医疗委托人"。在你自己不能做出医疗决定时，这是你指定代表你发言的人。他／她应该了解你的价值观，按照法律规定，执行你先前表达过的愿望。如果代理人不清楚你的愿望，她／他必须基于她／他对你的最大利益的理解做出决定。如果你没有代理人，医生通常会指定一个亲属，或者基于他们对你的最大利益的理解，为你做决定。没有代理人的病人更有可能接受维持生命的治疗，而不是自然死亡。

**生活质量**："值得活下去的生活"在医学上的缩写，

这是非常个体化的事。一个人觉得可以接受的生活质量，另一个人可能觉得难以接受。在医学传统上，生活质量包括健康、幸福、生活满意、没有疼痛和痛苦，有能力追求喜欢的活动、创造意义，及与他人建立联系。提出任何治疗都应该根据它对生活质量的影响进行衡量。如果你或你所爱的人正在接受的治疗增加痛苦，同时没有什么效果，请告诉医疗小组"我在意生活质量"。

**响应率**：治疗结果积极的患者比例。如果你被告知一种治疗有很好的"响应率"，那么问问受益患者的比例，以及这种效果是否转化为"临床疗效"（直接改善你的健康状况或延长寿命），而不是"替代疗效"（另一项检查发现肿瘤缩小或改善）。 227

**风险管理**：致力于避免诉讼的医院法务部门。要引起医院管理部门的注意，请与这个部门联系。

**筛查**：在没有症状的情况下查找健康问题。常常导致过度诊断和过度治疗。美国内科医学委员会的"明智选择"（Choosing Wisely）网站发布了一份完整的不推荐筛查项目清单。（与此相反，诊断测试是为了找出引起症状的原因，在医学上和实践上可能更有用。）

**败血症**：对感染的灾难性、全身性炎症反应，有致命的危险，是重症监护室常见的死亡原因。

**共享、协作和知情的医疗决策**：通过给患者更多的信息和主动权，鼓励他们根据自己的偏好、价值观和期望做出医疗决策，旨在改变患者和医生之间的权力平衡问题。其背后的假设是，没有唯一正确的答案，并且可以根据患者的优先考虑、需求和风险承受能力，做出几个同样有效的选择。在最好的情况下，知情决策是一个协作过程，医生根据自己的专业知识和基于对具体患者的理解，提出明确的建议。最糟糕的情况是，它变成了自助餐厅式的交谈，医生只是提供菜单，好像做手术和把新车卖给知情的消费者是一回事。也称为医疗决策指导。

**慢医疗**：一种医学哲学、运动和实践，主张给医生时间进行仔细诊断，考虑病人的需要和弱点，并形成一种治疗关系。这是对匆忙、过度处方下药的"快医疗"的一种反应，它的口号之一是"做得更多并不一定就做得更好"。始于意大利，现在已经成为了一场国际性的医疗改革运动。

**SNF**：Sniff 是一种熟练护理机构，或者医疗保险批准的疗养院。

**第四期癌症**：已经扩散或转移的癌症，几乎永远无法治愈，虽然有时候可以减缓或管理。

**替代性效果**：诊断测试的分值改善，假定这些"替代性效果"将转化为健康、功能或生命长度的改善。往往不会。

**终末期**：无法治愈的致命疾病。如果你在六个月内死亡，医生不会感到惊讶。

**最终、完全或姑息性镇静**：令临终病人昏迷，直到死亡来临，以减轻难以控制的情绪激动或者疼痛。镇静剂通过静脉输液或专用导管给药。

**眩晕**：头晕眼花。

**自愿停止进食、饮水（VSED）**：拒绝食物和水，或者禁食，直到死亡。在美国，这种做法在每个州都是合法的，但只适用于那些仍然有决断能力的人。

**"我们的箭筒里还有更多的箭"**：医生的说法，意思是第一次或第二次治疗无效，但他们愿意继续尝试新药。通常用于第四期癌症，以及其他可以减缓但不能终止的疾病。这是咨询姑息治疗医生的恰当时机。

**恶化**：许多医生避免使用这个简单的词，而倾向于使用更模糊的"进行性"一词。

# 资源

**推荐阅读：**

AGS 2018 Updated Beers Criteria® for Potentially Inappropriate Medication Use in Older Adults. *Journal of the American Geriatrics Society* (JAGS).

Megory Anderson. *Sacred Dying: Creating Rituals for Embracing the End of Life* . New York: Da Capo Press; Rev and Expanded edition, 2003 and *Sacred Dying Journal* (Brewster, MA: Paraclete Press, 2018). 指导人们创造简单的过渡仪式，并在精神上做好生命完美终结的准备。

Elizabeth Bailey. *The Patient's Checklist: 10 Simple Hospital Checklists to Keep You Safe, Sane & Organized*. New York: Sterling Publishing, 2012. 这本书特别适用于必须住院的人。

Jari Holland Buck. *Hospital Stay Handbook: A Guide to Becoming a Patient Advocate for Your Loved Ones*. Woodbury, MN: Llewellyn Publications, 2007.

Ira Byock, MD. *Dying Well: Peace and Possibilities at the End of Life*. New York: Riverhead Books, 1998.

Roz Chast. *Can't We Talk About Something More Pleasant? A Memoir*. New York: Bloomsbury USA; Reprint edition 2016. 带插图的回忆录，讲述照顾老年父母的经验。作者诚实而幽默。 232

Hank Dunn. *Hard Choices for Loving People: Feeding Tubes, Palliative Care, Comfort Measures, and the Patient with a Serious Illness*, 6th edition. Naples, FL: Quality of Life Publishing Co., 2016. 就如何做出艰难的医疗决策提供指导。

Atul Gawande. *Being Mortal: Medicine and What Matters in the End*. New York: Picador, 2017.

Joan Halifax. *Being with Dying: Cultivating Compassion and Fearlessness in the Presence of Death*. Boston: Shambhala; Reprint edition 2009.

K. Gabriel Heiser. *How to Protect Your Family's Assets from Devastating Nursing Home Costs: Medicaid Secrets*. Laredo, TX: Phylius Press, 2017.

Hospice Foundation of America. *The Dying Process: A Guide for Caregivers*. Free pamphlet.

Derek Humphries. *Final Exit: The Practicalities of Self-Deliverance and Assisted Suicide for the Dying*. New York: Delta Trade Paperback, 2010.

Barbara Karnes, RN. *Gone from My Sight: The Dying Experience.*

*Vancouver*, WA: Barbara Karnes Publishing. 描述濒死迹象的小册子。

David Kessler. *The Needs of the Dying: A Guide for Bringing Hope, Comfort and Love to Life's Final Chapter*. New York: Harper Perennial, 2007.

Judith Redwing Keyssar. *Last Acts of Kindness: Lessons for the Living from the Bedsides of the Dying*. Transformations-in-Care, 2010.

Dennis McCullough. *My Mother, Your Mother: Embracing "Slow Medicine," The Compassionate Approach to Caring for Your Aging Loved Ones*. New York: Harper Perennial, 2009.

*Merck Manual of Geriatrics*. West Point, PA: Merck (2000). Edited by Robert Berkow and Mark H. Beers. 详细、有用，适合受过教育的非专业人士阅读。

*Merck Manual of Health & Aging: The Comprehensive Guide to the Changes and Challenges of Aging—For Older Adults and Those Who Care for and about Them*. New York: Ballantine Books, 2005. Edited by Mark H. Beers. 非专业版的《默克老年医学手册》提供类似信息，更简单易读。非常有用。

Emmett Miller, MD. *Healing Journey*. A guided imagery audio for healing and relaxation. CD or MP3 from Drmiller.com; as an e-book at audiobooks.com.

Virginia Morris. *How to Care for Aging Parents: A One-Stop Resource for All Your Medical, Financial, Housing and Emotional Issues*. New York: Workman Publishing Company, 3rd edition, 2014. 我认为这是最好的百科全书式指南。

233

Frank Osasteski. *The Five Invitations*. New York: Flatiron Press, 2017. 这是旧金山禅宗临终关怀中心共同创办人提供的精神指引。

*Physician's Desk Reference*. Whippany, NJ: PDR Network 2016. 介绍药物及其目的与副作用的百科全书。

Phyllis Shacter. *Choosing to Die: A Personal Story. Elective Death by Voluntarily Stopping Eating and Drinking (VSED) in the Face of Degenerative Disease*. CreateSpace Independent Publishing Platform, 2017.

Elaine St. James. *Simplify Your Life: 100 Ways to Slow Down and Enjoy the Things That Really Matter* (New York: Hyperion, 2000). 并非专门针对老年人，也提出了很多应对衰老的建议。也请参见 Elaine St. James, *Simplify Your Work Life* (New York: Hyperion, 2001) and *Inner Simplicity* (New York: Hyperion, 1995)。

Victoria Sweet. *God's Hotel* (New York: Riverhead Books, 2018) and *Slow Medicine* (New York: Riverhead Books, 2017). 透过天才医生－作家的视角，以第一人称的方式，用优美的语言，揭示了慢医疗的哲学。

Bart Windrum. *The Promised Landing: A Gateway to Peaceful Dying*. Boulder, CO: Axiom Action, 2018. 对现代死亡过程进行了精湛的分析。

**电影：**

*Alive Inside: A Story of Music and Memory*. Directed by Michael

234

Rossato-Bennett. Park City: Projector Media, 2014. 介绍音乐对痴呆症患者的治愈作用。Amazon Video, Google Play, iTunes, Netflix 以及 YouTube 上都可以获取。

*Departures*. Directed by Yojiro Takita. Montreal: Amuse Soft Entertainment, 2008. 这是一部美丽的日本电影。一位年轻的佛教徒大提琴家接受了一份殡葬师的工作，电影从他的视角讲述对逝者的纪念。Amazon Video、Google Play、iTunes 和 YouTube 上可获取。

*Extremis*. Directed by Dan Krauss. New York: f/8 Filmworks, 2016. 这是一部简短的纪录片，讲述加州奥克兰一所安全网医院重症监护病房的人如何做出生与死的决定。主角是姑息治疗和重症监护病房医生杰西卡·努蒂克·齐特医生。Netflix 和 YouTube 上可获取。

*Wit*. Directed by Mike Nichols. Berlin: Avenue Pictures Productions, 2001. 一位英国文学教授患了转移性卵巢癌，孤零零地住在医院，行将死去，他在抗击寂寞的同时，向约翰·唐恩寻求慰藉。Amazon Video, HBO 以及 YouTube 上有。

235

### 可靠并且不带偏见的医学资讯来源：

美国癌症协会（American Cancer Society）：网址：cancer.org。不同于由制药公司资助、旨在自我推广的"疾病基金会"，该协会提供直截了当的信息，真正代表癌症患者。

美国公共利益科学中心（Center for Science in the Public Interest）：优秀的药物指南。

明智选择（Choosing Wisely）：美国内科医学委员会（ABIM）罗列了专家们认为徒劳、危险、不必要或者弊大于利的医学筛查和治疗方法。http://www.choosingwisely.org.

考科蓝图书馆（Cochrane Library）：无偏见的在线评论，汇编了许多药物和药物治疗有效性的循证研究，由一个相互合作的研究者联盟制作。cochranelibrary.com.

威斯康星的姑息治疗（Palliative Care of Wisconsin）：查阅他们的"快速获取事实"，了解死于某种疾病的感觉，以及如何控制其症状。mypcnow.org.

药物网（Drugs.com）：输入所有的处方，得到一个免费、个性化的报告，可能有机会有人与你互动。https://www.drugs.com.

ePrognosis：计算你可能还剩多少时间，http://eprognosis.ucsf.edu/calculators.

梅奥诊所（Mayo Clinic）：对疾病和标准治疗提供可靠总结。这是我的第一选择。http://www.mayoclinic.org.

医药阴影（MedShadow）：患者和医疗保健提供者讨论处方药的副作用，https://medshadow.org.

需要治疗的人数（Number Needed to Treat，NNT）：网站由医生运营管理，显示理论上受益于药物或治疗的病人比例，以及遭受副作用的比例。它不发布广告，也不拿医药产业的钱。http://www.thennt.com.

UpToDate.com：这是另一个审查严格的网站，旨在衡量治疗方法和药物的风险与益处。它是为内科医生创建的，但外行可以阅读。网站得到了无党派、非商业性研究的支持，https://

www.uptodate.com/home.

最好的药最坏的药（Worst Pills Best Pills）：就药物风险提供中立的指导，http://www.worstpills.org.

**社群：**

211：很多地区都可以直接拨打这个热线，请求申请上门送餐（Meals on Wheels）等实际支持。

酗酒者互戒协会（Alcoholics Anonymous）：https://www.aa.org. 可以通过白页查找各地的这类及类似免费互助组织，包括贪食者互助恢复协会（Food Addicts in Recovery Anonymous）、吸烟者互戒协会（Smokers Anonymous）及食物成瘾者匿名协会（Overeaters Anonymous）。

地区老人支持机构（Area Agency on Aging）：这个地方性机构是寻求服务的第一站。

医疗保险与医疗补助服务中心（Centers for Medicare and Medicaid Services, CMS）：这是一个优秀的网站，指导人们在 Medicare.gov 上查找老年医疗保健信息。

同情与选择（Compassion and Choices）：该群体呼吁医生辅助"死亡权利"合法化，它有一条很好的服务热线，帮助人们抵抗他们不喜欢的各种医疗服务。

家庭照顾者联盟（Family Caregiver Alliance, Caregiver.org.）：从事政策宣传和资源介绍。

获得姑息治疗（Get Palliative Care）：助人通过邮政编码寻找姑息治疗业者，https://getpalliativecare.org.

临终关怀比较（Hospice Compare）：在 https://www.medicare.
gov/hospicecompare 上查找当地临终关怀机构，对比消费者
满意度评分。

美国临终关怀基金会（Hospice Foundation of America）：提供
当地临终关怀机构资讯并提供推荐。

朱迪·麦克唐纳德·约翰斯顿的"为美好的人生终点做好准
备"TED 演讲和网站：可以在 goodendoflife.com 上查阅她
罗列的清单，该清单非常好，予人信心，助人为良好的生命
终点做好准备。

洛恩学会（Lown Institute）：该改革性医疗团体关心过度医疗、
过度收费及其他不以病人为中心的医疗。

医疗保险权利中心（Medicare Rights Center）：宣传性团体，
其网站以浅白的语言解释医疗保健覆盖范围和福利。电话：
800-333-4114；网址：Medicareinteractive.org.

正念减压法（MBSR）：许多医院提供冥想课程，有助于减轻
慢性疼痛。

分担照顾（Sharethecare）：指导人们为慢性病患者和终末期病
人安排实际的志愿者支持，https://sharethecare.org.

脸书慢医学讨论小组（Slow Medicine on Facebook）：封闭、
保密性讨论小组，由凯蒂·巴特勒创办，服务对象包括家庭
护理、重病患者、居家健康助理及姑息治疗医生、护士，
https://www.facebook.com.

（美国）国家医疗保险援助计划（State Health Insurance  238
Assistance Program, SHIP）：由联邦机构发起，与保险公司
无涉，免费提供咨询服务，助人选择老年医疗保健计划和取

得它的福利。seniorsresourceguide.com/National/SHIP 上有每
个州的 SHIP 名单。

村庄运动（The Villages Movement）：为希望就地养老的老年
人提供互助的网络，Villagetovillage.org.

**博客和线上杂志：**

GeriPal blog：针对医疗专业人士的老年病、姑息治疗医疗护理
博客，http://www.geripal.org.

KevinMD（on MedPage Today）：文章诚实反映医生们的困
境，医学专业人士广泛阅读和转发，http://www.kevinmd.
com/blog.

NextAvenue.org：极好的 PBS 线上杂志，谈健康和衰老。

Verywell.com：就如何管理慢性病提供极好的咨询。

**各章资源：**

**第一章　恢复力**

Dan Buettner, *The Blue Zones Solution: Eating and Living Like the
World's Healthiest People*, National Geographic reprint edition
2017.

Chris Crowley and Henry S. Lodge, MD, *Younger Next Year: Live
Strong Fit and Sexy Until You're 80 and Beyond*. Workman, 2007.

Jane Fonda, YouTube exercise videos for older people. https://www.
youtube.com/user/janefondatv.

Dr. Dean Ornish, *Dr. Dean Ornish's Program for Reversing Heart*
　　*Disease: The Only System Scientifically Proven to Reverse Heart*
　　*Disease Without Drugs or Surgery*, Ivy Books, 1995.

Michael Pollan, *Food Rules: An Eater's Manual*, Penguin Books,
　　2009.

*Royal Canadian Air Force Exercise Plans for Physical Fitness*, Echo
　　Point Books & Media, reprint edition 2016. 这些有氧和力量训练
　　演习在任何地方都可以进行，无需特殊设备或专业知识，每
　　天不超过 20 分钟，深得女演员海伦·米伦喜欢。

## 第二章　慢下来

*下列药含有损伤大脑的抗胆碱成分*

· 安眠药：苯海拉明（Benadryl）、盐酸苯海拉明片剂
　　（Sominex）、伊克赛锭夜用（Excedrin PM）、布洛芬夜
　　用（Advil PM）、萘普生夜用（Aleve PM）、尼托盐酸苯海
　　拉明片剂（Nytol）、安眠药（Simply Sleep）、泰诺夜用（Tylenol
　　PM）及其他含苯海拉明成分的药。

· 抗过敏药：曲普利啶（Actifed）、氯屈米通（Chlor-Trimeton）、
　　Codeprex、布洛芬抗过敏剂（Advil Allergy）及梗阻缓解剂
　　（Congestion Relief），以及其他含马来酸氯苯那敏、溴苯
　　那敏的药，如氯雷他定（Loratadine）、黄连（CopheneB）、
　　氯溴隆（Bromax）。

· 含还苯扎林的肌肉松弛剂 Amrix 、Fexmid 和 Flexeril。

· 含奥昔布宁的膀胱控制药 Ditropan、Oxytrol。

· 针对肠易激的解痉药，如 Belladonna, Donnatal, Librax, Bentyl。

其他对老年人有危险的处方药：

- 老派三环类抗抑郁药（Elavil, doxepin, Sinequan），如果可以耐受，其他抗抑郁药包括 Prozac 等 SSRI（虽然它们也有导致跌倒的风险）、安非他酮（Wellbutrin）或者丁螺环酮（buspirone）。

240
- 用于抗焦虑症的苯二氮类药物如利眠宁（Librium）、劳拉西泮（Ativan）、阿普唑仑（Xanax）会加剧神志不清的情况，引起身体失衡、眩晕、跌倒、事故、骨折。在医生指导下逐渐减少用量。（然而，在临终关怀中，这些药有用。）

- 睡眠药：安必眠（Ambien）、巴比妥酸盐（barbiturates）、水合氯醛（chloral hydrate）、舒乐安定（Lunesta）、索纳塔（Sonata）、扎来普隆（Zaleplon）和唑吡坦（Zolpidem）都会增加认知功能损害、谵妄、身体失衡、跌倒、眩晕及车祸的危险。

"啤酒清单"上的药品对老年人有潜在危害，美国老年医学会定期更新，药剂师的信（Pharmacist's Letter）和处方医生的信（Prescriber's Letter）有很好的总结。这些药都上了"啤酒清单"。pharmacistsletter.com.

对话项目网站（theconversationproject.org）上可以下载"新手工具包"，帮助你和家人、朋友进行临终医疗选择讨论。我特别推崇他们探讨老年痴呆症问题的指引，https://theconversationproject.org/starter-kits/.

## 第三章 适应

下面这些医疗保健组织和医疗保险优势计划提供协调良好的医

疗服务，受到高度评价：

·加州的凯莫尔医疗（CareMore）

·宾夕法尼亚州和新泽西州的盖辛格医疗中心（Geisinger）

·很多州都有分支机构的凯撒永久医疗集团（Kaiser Permanente）

·佛罗里达州的欧图姆医疗管理服务（Optum）和普若健康医疗集团（ProHealth）

·加州圣迭戈的夏普·瑞斯－斯蒂利医院（Sharp Rees-Stealy）

·弗吉尼亚州里士满的邦恩·斯库尔斯医院（Bon Secours）

·新泽西州哈肯萨克的梅里丁医院（Meridian）

·犹他州和爱达荷州的山间医院（Intermountain）

·伊利诺伊州莫顿的 OSF 医疗集团

·匹兹堡大学医疗中心（University of Pittsburgh Medical Center）

·亚拉巴马大学伯明翰分校姑息治疗与支持护理中心（University of Alabama at Birmingham, Center for Palliative and Supportive Care）

241

考虑到视力低下、失明或残疾人士不便阅读，或者拿不住印刷材料，美国国家图书馆为他们提供免费的盲文和有声书籍、杂志，可以通过邮件和下载的方式获得，https://www.loc.gov/nls.

"这家疗养院"（This Caring Home）提供自适应家用电器，包括自动关闭，降低火灾风险的炉灶，http://www.thiscaringhome.org.

Marinvillages.org 和 techenhancedlife.com 提供防跌倒清单，帮助老年人居家安全：http://marinvillages.org；https://www.techenhancedlife.com.

村庄运动支持村（The Village to Village movement） 帮助你在
　　所在区域找到互助网络，或者帮助你自己领头创办互助网络，
　　www.vtvnetwork.org.

K. 加布里埃尔·海泽（K. Gabriel Heiser） 的著作《医疗补助
　　的秘密》提供极好的指导，助你为获得医疗补助做好准备

## 第四章　死亡的意识

Ira Byock, MD. *The Four Things That Matter Most: A Book About
Living*, 10th anniversary edition. New York: Atria Books, 2014.

## 第五章　纸牌屋

以下机构在居家医疗护理方面名列全美前列：

· Aspire Healthcare，该机构在全美多个州有由健康计划提供的
　　附加服务

· 纽约布鲁克林的 Doctors on Call

· 俄勒冈州波特兰的 House Call Providers

242　· 马萨诸塞州波士顿的 Boston Medical Center's House Call Program

· 特拉华州威尔明顿的 Christiana Health Services

· 俄亥俄州的 Cleveland Clinic Home Care Services

· 北卡罗来纳州达勒姆的 Doctors Making House calls

· 华盛顿的 Med Star Washington Hospital Center

· 得克萨斯州奥斯丁的 National House Call Practitioners Group

· 纽约韦斯特伯里的 North Shore Long Island Jewish Health
　　Care's Physician House calls Program

· 加州旧金山的 UCSF Medical Center Geriatrics Department

- University of Pennsylvania Health System House Call Program
- Veterans Administration's Home Based Primary Care Program
  （HBPC）
- 宾夕法尼亚州、弗吉尼亚州和华盛顿的 Virginia Commonwealth University Programs
- 得克萨斯州的达拉斯、密歇根州的弗林特、兰辛，佛罗里达州的杰克逊维尔及威斯康星州的密尔沃基都设有机构的出诊医生协会（Visiting Physicians Associations）

## 第六章　为好死做准备

Ira Byock, *Dying Well: Peace and Possibilities at the End of Life* (New York: Riverhead Books, 1998).

Cappy Caposella and Sheila Warnock, *Share the Care: How to Organize a Group to Care for Someone Who Is Seriously Ill* (New York: Fireside, 2004), and the website, Sharethecare.org.

Margareta Magnusson, *The Gentle Art of Swedish Death Cleaning: How to Free Yourself and Your Family from a Lifetime of Clutter* (New York: Scribner, 2018).

# 注释

1 摘自 *Swan*, Beacon Press © 2012, Mary Oliver and Beacon Press。
  转载得到许可。

## 序言 丢失的死亡艺术

1 摘自菲利帕·诺曼·巴特勒和他的妻子玛丽·瓦茨·巴特
  勒的日记，以及盖伊·巴特勒的著作 *Karoo Morning*（David
  Philip Publishers, South Africa, 1982）。

2 例外情形包括暴力、自杀、事故和药物过量，这些是导致
  年龄 45 岁以下的美国人死亡的主要原因。

3 这个短语是托克维尔（Alexis de Tocqueville）创造的，描述
  日常生活中的习俗和仪式，社会学家罗伯特·贝拉（Robert
  Bellah）的著作《心灵的习性》（University of California
  Press，1985，2007）推广了这个说法。

4 *Megg's History of Graphic Design* (Wiley and Sons, 2016),

Figs. 7–14.

5　我的概要出自 William Rylands and George, Bullen, eds. *The Ars Moriendi, Editio Princeps, Circa 1450, A Reproduction of the Copy in the British Museum* (Wyman and Sons, London, 1881); William Caxon and Heinrich Seuse, *The Book of the Craft of Dying and Other Early English Tracts Concerning Death*, edited by Frances Comper (Longmans, Green, London, 1917); 以及 Nancy Lee Beaty, *The Craft of Dying: The Literary Tradition of the Ars Moriendi in England* (Yale University Press, 1970)。

6　"Views and Experiences with End of Life Care in the US," *Henry J. Kaiser Family Foundation*, in partnership with *The Economist*, April 27, 2017.

7　Centers for Disease Control, WONDER database, 2016 年 1 月 28 日登录. http://wonder.cdc.gov.

8　"Change in End-of-Life Care for Medicare Bene ciaries," *JAMA* 309, No. 5 (February 6, 2013). Susan W. Tolle and Joan M. Teno, et al., "Lessons from Oregon in Embracing Complexity in End-of-Life Care," *N Engl J M* 376, no. 11. (March 16 2017), Fig. 1., p. 1079.

9　参见 Jessica Nutik Zitter, MD, *Extreme Measures: Finding a Better Path to the End of Life* (Penguin Random House, 2017)。

10　在最后时刻加入临终关怀的人在增加，但最后一个月入住 ICU 的人也在增加。

11　"临终传送带" 这个比喻是 Jessica Nutik Zitter 在 *Extreme*

*Measures* (Avery, 2017) 提出的。在 Bart Windrum's *Notes from the Waiting Room: Managing a Loved One's End-of-Life Hospitalization* (Axiom Action, 2008) 中，我第一次读到"身体修理店"的说法。Victoria Sweet 在 *Slow Medicine: The Way to Healing* (Riverhead Books, 2017) 中使用了类似的比喻。

12　"Views and Experiences with End of Life Care in the US," *Henry J. Kaiser Family Foundation*, in partnership with *The Economist*, April 27, 2017.

13　Schulz, Zacharias Philipp/Alberti, Michael, *De euthanasia medica, Vom leichten Todt*, diss., U. of Halle 1735, p.10. CF Michael Stolberg, *A History of Palliative Care 1500–1970: Concepts, Practices, and Ethical Challenges* (Springer, 2017). p.33.

## 第一章　恢复力

1　语出 Bertrand Russell, *Portraits from Memory and Other Essays* (Allen and Unwin, 1951)。

2　参与者中，死于心脏病的人更少，入住医院的人更少，报告心理健康和生活质量更好。Hasnain M. Dalal, Patrick Doherty, and Rod S. Taylor. "Cardiac Rehabilitation," *BMJ* (Clinical Research Ed.) 351 (2015):500; and Dean Ornish, et al., "Intensive Lifestyle Changes for Reversal of Coronary Heart Disease," *JAMA* 280, no. 23 (1998):2001–2007.

3　一项针对3万名心脏病患者的研究发现，第一次发作之后改变饮食习惯、增加锻炼、不吸烟的人，5年内死亡的可能性减少了50%，同久坐吸烟、大量吃肉的人相比，再次发作的机会降低50%。J. Booth, et al., "Effect of Sustaining Lifestyle Modifications," *Am J Cardiol* 113 no. 12 (June 2014):1933–1940.

4　70岁以上、经常打太极的人，跌倒的可能性比不打太极的人少50%，如果跌倒，受伤的可能性减少一半。

5　Neil Mehta, and Mikko Myrskyla, "The Population Health Benefits of a Healthy Lifestyle: Life Expectancy Increased and Onset of Disability Delayed," *Health Affairs* 36, no. 8 (2017).

6　"Taking up Physical Activity in Later Life and Healthy Ageing [sic]: the English Longitudinal Study of Ageing," *British Journal of Sports Medicine*, 48, no. 3 (February 2014). 55岁以后开始锻炼的人在8年后生病或者步履不稳的危险降低七成。

7　糖尿病预防课程提供团体支持以改变生活习惯，全美有200多个Y健身中心提供课程，因为课程有效，医疗保险报销费用。另一些人则在嗜酒者匿名互戒组织（Alcoholics Anonymous）、吸烟者匿名互戒组织（Smokers Anonymous）、暴饮暴食者匿名互戒组织（Overeaters Anonymous）及食物成瘾康复者匿名互戒组织（Food Addicts in Recovery Anonymous）提供的12步免费支持团体中取得了成功。

8　匹兹堡大学的一项研究中，60名久坐的老年人每周一起散步好几次，步子轻快到出汗的程度。一年后，他们的海马体平均增长了 2%，几乎逆转了正常衰老者脑细胞减少的记录。对照组成员只做非有氧运动和瑜伽，他们的海马体萎缩了 2%。Kirk I. Erickson, "Exercise training increases size of hippocampus and improves memory," *Proceedings of the National Academy of Sciences* 108, no. 7 (February 2011): 3017–3022.

9　我推荐三本极好的书给愿意改变生活方式的人：*Younger Next Year*、*Food Rules* 及 *Blue Zone Solutions*。*Blue Zone Solutions* 研究了世界各地文化共有的健康习惯。这个研究由美国国家地理学会资助，研究那些人们长寿，又不容易得老年痴呆的文化。资源部分列出了这些文化，它们都推崇"非西方饮食"，以水果、蔬菜和低加工食品为主。后来的研究证实，其对减少癌症、心脏病和其他退行性疾病方面有着积极的作用。

10　见 Cathryn Jakobson Ramin, *Crooked: Outwitting the Back Pain Industry and Getting on the Road to Recovery* (Harper Collins, 2017)。

11　"The 510(k) Ancestry of a Metal-on-Metal Hip Implant," *N Engl J Med* 368 (January 2013): 97–100.

12　Ingrid Rundshagen, "Postoperative Cognitive Dysfunction," *Dtsch Arztebl Int*. 111, no. 8 (February 2014):119–125.

13　如果医生认为终止治疗有违伦理，你不能迫使他们终止治疗，但是，把你介绍给一个更同情理解你的医生是他们的职业责任。

246　14　这份文件符合 42 个州和哥伦比亚特区有关预立医疗指令

的法律要求。在亚拉巴马州、印第安纳州、堪萨斯州、新罕布什尔州、俄亥俄州、俄勒冈州、得克萨斯州和犹他州，该文件是不合法的，这些州的人需要填写得到各州认可的标准表格。

15　建议手写，因为对一封完全手写的信件进行认证，比一般由计算机打印出来、有签名但未经公证的信更容易。在许多州，手写（全息）遗嘱即使未经公证或见证也具有法律约束力。

16　"5个回忆"是越南禅宗大师一行禅师提出来的。

## 第二章　慢下来

1　Carl Jung, *Collected Works*, vol. 8.

2　这个清单并没有就一种医学综合征下定义，而是对你目前的健康状况给出了实用、常识性的迹象，以及最可能有用的医疗护理形式。

3　Dennis McCullough, *My Mother, Your Mother: Embracing "Slow Medicine," the Compassionate Approach to Caring for Your Aging Loved Ones* (Harper Perennial, 2009), p. 44.

4　Katy Butler, "Imagine a Medicare 'Part Q' for Quality at the End of Life," in The End, *New York Times*, December 9, 2015. https://opinionator.blogs.nytimes.com/2015/12/09/imagine-a-medicare-part-q-for-quality-at-the-end- of-life.

5　2007年，在凯撒永久医疗集团占主导地位的旧金山湾区，拥有医疗保险优势计划的人比"原来"收费服务医疗保险计划的人住院时间减少了三分之一。

6  "National Surveillance of Emergency Department Visits for Outpatient Adverse Drug Events," *JAMA* 295 (2006): 1858–1866. doi: 10.1001/jama.296.15.1858.

7  彻底的药物审查至少需要花医生 15 分钟的时间，并且不涉及其他健康问题。

8  沃尔格林的药剂师为他们的处方药客户提供药物评估。

9  见非营利组织、医生营运的网站需要治疗的人数（Number Needed to Treat, www.thennt.com），该网站评估药物治疗，不发布广告，也不接受药企广告。

10  "Significant Acute Kidney Injury Due to Non-steroidal Anti Inflammatory Drugs: Inpatient Setting," *Pharmaceuticals* (Basel) 3, no. 4 (April 2010): 1279–1285. 2010 年 4 月 26 日发布在网上。

11  American Geriatrics Society's "Beers List": Therapeutic Research Center, "Potentially Harmful Drugs in the Elderly: Beers List." Pharmacist's Letter/Prescriber's Letter June, 2012, updated 2015. 2016 年 2 月 18 日登录 pharmacistsletter. com。

12  2015 年，华盛顿大学药学院的研究人员研究了 3000 名 65 岁以上老人的健康情况，研究开始时，老人们的认知功能都完好无损。10 年后，每天服用抗胆碱药超过 3 年的人患痴呆的风险高出 54%。偶尔使用（一年 5 到 10 次）不会增加风险，见 Shelly L. Gray, et al., "Cumulative Use of Strong Anticholinergics and Incident Dementia: A Prospective Cohort Study," *JAMA Internal Medicine* 175, no. 3 (2015):

247

401–407, doi:10.1001/jamainternmed.2014.7663。

13　Jennifer Glass, "Sedative Hypnotics in Older People with Insomnia: Meta-Analysis of Risks and Benefits," *BMJ* 31 (2005):1169. doi: 10.1136/bmj.38623.768588.47.

14　我推荐 Michael Sealey 在 YouTube 上发布的免费音频、医学博士 Emmett Millery 的 CD、MP3 "Healing Journey" 及 John Vosler 的 "Yoga Nidra"。

15　见 the Society for Post-Acute and Long-Term Care Medicine, "Don't Recommend Screening for Breast, Colorectal or Prostate Cancer If Life Expectancy Is Estimated to Be Less Than 10 Years," Choosing Wisely, last modified March 20, 2015, http://www.choosingwisely.org/clinician-lists。

16　美国预防服务特别工作组建议 75 岁以上的人不做常规结肠癌筛查，85 岁以上的人完全不做筛查。由于息肉生长缓慢，在其他原因导致死亡之前，不太可能发展成完全的癌症，见 Paula Span, "Unnecessary Colon Screenings for Elderly Patients," New Old Age, *New York Times*, May 25, 2011, https://newoldage.blogs.nytimes.com/2011/05/25/unnecessary-colon-screenings-for-olders-patients。

17　老年人对抗抑郁药威博隽（Wellbutrin）有更强的耐受力。

18　感谢道格·冯·科斯允许我借用他在未发表的文章中谈到的经验。


## 第三章　适应

1　本章的标准大致与临床虚弱量表中的轻度至中度虚弱相

吻合。

2　见马林村网站 marinvillages.org。

248　3　一些面临这种困境的夫妇通过合法的"医疗补助离婚"为健康的配偶提供经济保护。

4　见"Jane Fonda: Fit and Strong Level 1,"YouTube。

5　www.Marinvillages.org 和 www.techenhancedlife.org 可以下载全面的防跌倒事项清单。

6　医疗保险要求通过医生转介进行职业、言语和物理治疗。

7　"好市多"的价格不错。新一代"个人放大设备"不受 FDA 监管，价格较低，效果也不错。

8　一些宗教和慈善团体（如当地天主教慈善机构、犹太家庭和儿童服务机构）提供的服务规模在不断下滑，你不必非得有任何特定的宗教信仰才能获得资格。寻找服务时，先从所在县的老龄问题地区机构开始。许多地区还设有社会服务咨询热线：拨打 211。

9　"Spouses' Daily Feelings of Appreciation and Self-Reported Well Being,"*Health Psychology* 36, no. 12 (December 2017).

10　Valery Hazanov, "What Working in a Nursing Home Taught Me about Life, Death, and America's Cultural Values," Vox (December 2, 2015). http://www.vox.com.

11　这种古老的"柔"术增加了脚踝的柔韧性及大腿和躯体的力量。曾经只有在亚洲居民众多的地区才知道这种武术，现在在中西部和其他地方的许多老年中心和辅助生活住所都提供这种服务。实践型的老师是最好的，可以通过 iPhone 的 iTunes 应用程序获得基础知识，探索出版有限公司（Discovery Publisher Limited）为老年人提供的太极来学习。

## 第四章 死亡的意识

1 如果医生使用"多器官系统衰竭"这个词，死亡可能就近了，更适合阅读"为好死做准备"和"积极的死亡"这两章。

2 "How patients make decisions about cancer care: The story of Ronnie Belcher," Stanford Ace Aging videotaped panel with Tim Belcher, V. J. Periakoyl, MD, and Charles Von Gunten, MD. https://aging.stanford.edu/2013/11/making-hard-decisions/part 1. Accessed Jan 2, 2018.

3 "Discussions with Physicians about Hospice among Patients with Metastatic Lung Cancer," *Arch Intern Med* 169, no. 10 (May 2009):954–962.

4 "Patients' Expectations about Effects of Chemotherapy for Advanced Cancer," *N Engl J M* 367, no. 17 (October 2012): 249 1616–25. doi: 10.1056/*NEnglJM* oa1204410.

5 Jennifer W. Mack and Thomas J. Smith, "Reasons Why Physicians Do Not Have Discussions about Poor Prognosis, Why It Matters, and What Can Be Improved," *Journal of Clinical Oncology* 30, no. 22 (2012): 2715–2717, doi: 10.1200/JCO.2012.42.4564; Thomas J. Smith, et al., "A Pilot Trial of Decision Aids to Give Truthful Prognostic and Treatment Information to Chemotherapy Patients with Advanced Cancer," *Journal of Supportive Oncology* 9, no. 2 (2011):79–

86; and Andrew S. Epstein et al., "Discussions of Life Expectancy and Changes in Illness Understanding in Patients with Advanced Cancer," *Journal of Clinical Oncology* 34, no. 20 (2016):2398–2403. doi: 10.1200/JCO.2015.63.6696.

6　Nicholas A. Christakis and Elizabeth B. Lamont, "Extent and Determinants of Error in Doctors' Prognoses in Terminally Ill Patients: Prospective Cohort Study." *BMJ* 320, no. 7233 (February 2000): 469–473. 平均而言，医生对生存时间的过高估计达 5.3 倍。

7　第三个轨迹是我提出的，其他几个轨迹是老年病学家乔安妮·林恩创造的，阿图·葛文德在《最好的告别》中予以了引用。Joanne Lynn, "Living Long in Fragile Health: The New Demographics Shape End of Life Care," *Improving End of Life Care: Why Has It Been So Difficult? Hastings Center Special Report* 35, no. 6 (2005): S14–S18.

8　Giovanni da Vigo (1450–1525), *Chirurgerye* ( first English translation, 1543.) CF Michael Stolberg, *A History of Palliative Care, 1500–1970: Concepts, Practices, and Ethical Challenges* (Springer, 2017) p. 21.

9　"Palliative Care and Cardiovascular Disease and Stroke: A Policy Statement from the American Heart Association/ American Stroke Association." *Circulation* 134, no. 11 (September 2016): 3198-e225, epublished August 8, 2018.

10　"Integration of Palliative Care into Standard Oncology Care: American Society of Clinical Oncology Clinical Practice

Guideline Update," 2016.

11  "Early Palliative Care for Patients with Metastatic Non-Small-Cell Lung Cancer." *N Engl J M* 363 (August 19, 2010): 733–742. doi: 10.1056/ *N Engl J M* oa1000678.

12  Amy Berman, "A Nurse with Fatal Cancer Says End-of-Life Discussions Saved Her Life." *Washington Post*, June 1, 2016.

13  美国内科学委员会（ABIM）"明智选择"网站——"Choosing Wisely" website of the American Board of Internal Medicine (ABIM)。

14  Jerry Romano, "Preventing Deathbed Shocks: Jerry Romano's Story," Author interview with Soo-Ling Chang, 2016, and videotaped panel discussion at Stanford University with Katy Butler, Dipanjan Banerjee, MD, and V. J. Periakoyl, MD. Broadcast on YouTube and on "Ace Aging" website, Stanford Medical School, Palo Alto, California, recorded September 2013. http://aging.stanford.edu/2013/11story-jerry-romano/ 2016 年 7 月 18 日登录，现已不能登录。Accessed July 18 2016, no longer accessible. 也请参见医学博士 V. J. Periakoyl 对凯蒂·巴特勒的采访：https://aging.stanford.edu/2013/11/knocking- heavens-door-conversation-katy-butler。

15  John Fauber and Elbert Chu, "The Slippery Slope: Is a Surrogate Endpoint Evidence of Efficacy?" *Medpage Today*, October 26, 2014, https://www.medpagetoday.com/special-reports/slipperyslope/48244.

16 美国临床肿瘤学协会不建议肺癌患者和健康功能受损患者采用第三和第四种治疗方法。见 ASCO NSCLC Decision Aid, ASCO 2009。

17 "Retrospective Analysis of Third-line and Fourth-line Chemotherapy for Advanced Non-Small-Cell Lung Cancer." *Clin Lung Cancer* 13, no. 1 (January 2012): 39–43.

18 "Reform of the Buy-and-Bill System for Outpatient Chemotherapy Care Is Inevitable: Perspectives from an Economist, a Realpolitik, and an Oncologist." *Am Soc Clin Oncol Educ Book*, 2015.

19 Jonathan Kimmelman, "Is Participation in Cancer Phase 1 Trials Really Therapeutic?" *J Clin Oncol* 35, no. 2 (January 2017):135–138. Published online September 30, 2016. doi: 10.1200/JCO.2016.67.9902. Accessed January 18, 2018.

20 "Risks and Benefits of Phase I Oncology Trials, 1991 through 2002." *N Engl J Med* 352, no. 9 (March 2005):895–904. See also, Anthony L. Back, Wendy G. Anderson, et al., "Communication about Cancer Near the End of Life," *Cancer* 113, 7 Suppl (October 2008):1897–1910. doi:10.1002/cncr.23653.

21 Jonathan Kimmelman, "Is Participation in Cancer Phase 1 Trials Really Therapeutic?" *J Clin Oncol.* 35, no. 2 (January 2017):135–138. Published online September 30, 2016. doi: 10.1200/JCO.2016.67.9902.

22 Siddhartha Mukherjee, "The Invasion Equation," *The New*

*Yorker* (September 17, 2017).

23　"Chemotherapy Use, Performance Status, and Quality of Life at the End of Life," *JAMA Oncology* 1, no. 6 (2015): 778–784. doi: 10.1001/jamaoncol.2015.2378.

24　Siddhartha Mukherjee, "The Invasion Equation," *The New*　251 *Yorker* (September 17, 2017).

25　Tim Bauerschmidt and Ramie Liddle, *Driving Miss Norma: One Family's Journey to Saying Yes to Living* (HarperOne, 2017).

## 第五章　纸牌屋

1　Izumi Shikibu, "Although the Wind... ," translated by Jane Hirshfield and Mariko Aratani, from *The Ink Dark Moon*, Vintage Classics, 1990. 转载得到许可。

2　清单上的 2 到 8 是临床诊断"严重虚弱"的正式标准，其特征是虚弱、运动缓慢、缺乏耐力、体重减轻、筋疲力尽、缺乏活动和平衡能力不稳定。许多研究表明，身体虚弱的人面临更大的手术和住院风险，同时患有多种严重疾病（多发性共病）的人也面临更大的风险，如糖尿病、心脏病和肺气肿。

3　用诗人、长期临终关怀志愿者 Pam Heinrich MacPherson 的话来说，"逐步衰退"等于无计可施，"发生在年老体弱的人身上，朝着生命终结的方向缓慢发展"。

4　这被称为"定时起身、行走"（TUG）测试。如果光是这个测试就超过 20 秒，那就符合虚弱的定义，并且在手术后很有可能跌倒或出现并发症。

5　从 2 到 8 的陈述中，如果对其中 3 个以上的回答是"是"，那就符合美国老年医学会对虚弱的正式定义。住院治疗后情况变得更糟的几率是 50%。回答"是"越多，风险就越大。见 Daniel Hoefer, MD, "If Only Someone Had Warned Us," Coalition for Compassionate Care of California recorded webinar, accessed in 2015, http://coalitionccc.teachable.com/p/ if-only- someone-had-warned-us。

6　医学博士丹尼尔·霍弗听到好多家庭在经历了灾难性的住院治疗后如此感叹。

7　"Frailty as a Predictor of Surgical Outcomes in Older Patients," *Journal of the American College of Surgeons* 210, no. 6 (2010): 901–8. doi:10.1016/j.jamcollsurg.2010.01.028.

252　8　"Untangling the Concepts of Disability, Frailty and Comorbidity: Implications for Improved Targeting and Care," *Journals of Gerontology Series A: Biological Sciences and Medical Sciences* 59, no. 3 (2004): M255–M263. doi: 10.1093/ gerona/59.3.M255.

9　许多州要求辅助生活机构的居民在发生任何"健康状况变化"（如跌倒）后 24 小时之内接受医疗评估。居住地现场没有医务人员的情况下，这通常意味着把居民送往急诊室，无论是否有必要。同机构的医疗或执行主任谈谈，看看是否可以签署弃权声明，采取其他医疗安排，如医生上门服务，或获得一份"请勿搬动"的医嘱。

10　Paula Span, "The Patient Wants to Leave. The Hospital Says,

'No Way.' " *New York Times*, July 7, 2017.

11　中风的症状包括：面部下垂，只有半边脸可以微笑，说话含糊不清，一只胳膊或一条腿无力、麻木或瘫痪。发病早期使用抗凝药物可以减少永久性残疾。打911，说"中风了"，这样可以排到前面。

12　"Discharge Against Medical Advice Among Elderly Inpatients in the U.S.," *Journal of the American Geriatrics Society* 65, no. 9 (September 2017): 2094–2099, epublished June 2017. doi:10.1111/jgs.14985.

13　医疗保险和医疗补助按购买服务的方式支付费用，但不包括往返途中的时间，也不报销与患者的医生沟通的费用。这些不菲的费用由慈善补助金和一些病人每月支付的月费支付。

14　2016年，在一个名为"独立居家"的试点项目中，医疗保险为全美国范围内一系列类似"医生上门帮助老人"的服务项目提供额外资金。本书"资源"部分罗列了这些项目。

15　样本和各州法规可从 Polst.org 上获得。2018年，大约一半的州有 POLST 项目，除南达科他州和华盛顿特区外，其他大多数州都在开发 POLST 项目。

16　"The Clinical Course of Advanced Dementia," *New Engl J Med* 361 (October 15, 2009): 1595–1596.

17　Zygmunt Bauman, *Alone Again: Ethics After Certainty* (Demos Press, 1994).

18　"End of Life Decisions," © 2016, Alzheimer's Association.

19 见 Hank Dunn, *Hard Choices for Loving People: Feeding Tubes, Palliative Care, Comfort Measures, and the Patient with a Serious Illness*, 6th edition (Naples: Quality of Life Publishing Co., 2016)。

20 我的信改编自一个在线版本，并受到它的启发。现在已经无法访问这个网站。

21 提醒一下，这种放松适合纸牌屋阶段的弱者，而不一定适合那些功能正常、有活力的老年人。

22 Veronika van der Wardt，"Should Guidance for the Use of Antihypertensive Medication in Older People with Frailty Be Different?" *Age and Ageing* 44, no. 6 (2015):912–913. doi: https://doi.org/10.1093/ageing/afv147. 也见 Athenase Benetos, et al., "Polypharmacy in the Aging Patient: Management of Hypertension in Octogenarians." *JAMA* 314 (2015):170–180, doi: 10.1001/jama.2015.7517 and Michelle C. Odden, et al., "Rethinking the Association of High Blood Pressure with Mortality in Elderly Adults: The Impact of Frailty," *Archives of Internal Medicine* 172 (2012):1162–1168, doi: 10.1001/archinternmed.2012.2555。

23 "Antihypertensive Medications and Serious Fall Injuries in a Nationally Representative Sample of Older Adults." *JAMA Internal Medicine* 174, no. 4 (2014):588–595. doi: 10.1001/jamainternmed.2013.14764.

24 "迪特里希"和"贝蒂"都是化名。

## 第六章　为好死做准备

1 Czeslaw Milosz, *Selected and Last Poems* (Ecco reprint edition, 2011). 转载得到许可。

2 "Chemotherapy Use, Performance Status, and Quality of Life at the End of Life." *JAMA Oncology* 1, no. 6 (2015): 778–784. doi: 10.1001/jamaoncol.2015.2378.

3 你最有可能死在你目前接受照护的地方。如果没有临终关怀这个选择，探索医生上门服务，如第五章"纸牌屋"所述。

4 这份清单根据美国临终关怀基金会"揭穿临终关怀的神话"和"了解临终关怀"改编、编辑和扩充，Americanhospice. org。

5 历史悠久的非营利临终关怀机构通常有良好的声誉，但要保持开放的心态：一些营利性临终关怀机构也很出色。

6 延长生命而不是姑息治疗截至 2017 年，一些医疗保险试点项目允许人们获得治疗和有限的临终关怀福利——这是另一个我认为应该推广的项目。（在我看来，每一个存活时间在 18 个月之内的人都应该有权在家接受医疗护理，无论是"居家姑息护理""重病管理"还是"临 254 终关怀"。）

7 如果患者的症状无法控制，或者照顾者需要休息，医疗保险会出更多的钱，提供床旁护理，或者由寄宿医院对患者进行几天的"持续护理"。实际上，这种喘息通常是短期的，而且很少见。如果你需要，可以提出要求。

8 你可以从医疗保险网站上的"临终关怀比较"中得到一份

你所在邮政服务地区的临终关怀机构名单，并比较它们的评分。美国临终关怀基金会就第一次一对一会议需要了解哪些问题给出了建议，本书"资源"部分提供了问题清单。

9　莫迪尼夫妇的邻居朱迪·麦克唐纳德·约翰斯顿在她精彩的 TED 演讲"为美好的生命终结做准备"中讲述了他们的故事。

10　Michael Stolberg, *A History of Palliative Care, 1500–1970: Concepts, Practices, and Ethical Challenges* (Springer, 2017), p. 129.

11　*Devant La Douleur* (1915), pp. 62–63, translation by Katy Butler. CF. Stolberg.

12　如需了解更多有关医生协助死亡的信息，联系 Compassion and Choices (compassionandchoices.org)。

13　Jerry B. Wilson, *Death by Decision* (Westminster Press, 1975), p. 22. Citing W. Mair, "Suicide: Greek and Roman," *Encyclopedia of Religion and Ethics*, 1925.

14　见 Phyllis Shacter, "Choosing to Die: A Personal Story. Elective Death by Voluntarily Stopping Eating and Drinking (VSED) in the Face of Degenerative Disease." CreateSpace Independent Publishing Platform, 2017。

15　见 Derek Humphry, *Final Exit: The Practicalities of Self-Deliverance and Assisted Suicide for the Dying* (First published in 1991; Bantam Dell, 2010)。

16　艾达和菲利普是化名。

17　Ira Byock, *The Four Things That Matter Most* (Atria Books,

2014).

18　Cappy Capossela and Sheila Warnock, *Share the Care: How to Organize a Group to Care for Someone Who Is Seriously Ill* (Touchstone, 2004). 见 Sharethecare.org。

## 第七章　积极的死亡

1　Raymond Carver, "Late Fragment," from *A New Path to the Waterfall* (Atlantic Monthly Press, 1989). 转载得到许可。

2　姓名和一些身份辨识信息已经修改。

3　"Stem Cell Transplant for Multiple Myeloma," American Cancer Society website. https://www.cancer.org/cancer/multiple-myeloma/treating/stem-cell-transplant.html. Accessed January 8, 2017.

4　接受他人骨髓的人中，41% 到 60% 在第一年内死亡。见 See Memorial Sloan Kettering, "MSK's One-Year Survival Rate after Allogenic Bone Marrow Transplant Exceeds Expectations," online press release, March 26, 2012, https://www.mskcc.org/blog/msk-s-one-year-survival-rate-after-allogenic-bone-marrow-transplant- exceeds-expectations。这是 2018 年 1 月 10 日访问得到的数据。联邦授权移植中心的存活统计数据列在 Bethematch.org 网站移植中心目录中，这是 2018 年 1 月 12 日访问得到的数据。

5　"Influence of Institutional Culture and Policies on Do-Not-Resuscitate Decision Making at the End of Life," *JAMA Internal Medicine* 175, no. 5 (May 2015): 812–819. doi:

10.1001/jamainternmed.2015.0295. 2018 年 2 月 9 日登录。

6  其实，受苦是救赎这一观念并不是古典佛教的教义，佛教认为受苦是因为不接受事物的本来面目。

7  临终关怀护士建议每二到四小时翻一次身，接近死亡的时候可以减少频次。许多人厌恶给亲密的家庭成员，尤其是给父母或兄弟姐妹清洗屁股和更换尿布。安妮做了 30 年的护士，她实事求是地对待这项工作，并把它当作一种爱的行为。不是每个人都做得到。她说："尊重自己的局限性很重要。出钱雇人做这些困难的工作并不是什么丢脸的事。"

8  我建议使用这种明确的说法，以避免令人痛苦的心肺复苏尝试。

9  在纽约市和其他许多地方，医护人员实施长达 40 分钟的心肺复苏术，即使病人已经死去一个多小时，并且家人也请求停止抢救。

10 巴里是化名。

11 Liz Salmi, "Hacking the Hospital Death," the lizarmy.com. April 30, 2016. 引用得到许可。

12 RESPECT 中的 R 指恢复（Restore）秩序，E 指解释（Explain）发生的情况，S 指停止（Stop）其他工作，P 指在场（Present），E 指共情（Empathize），C 指致电（Call）牧师求得精神支持，T 指给家人时间（Time），让他们陪着死者或者即将逝去的人。

13 Debra Rodgers 在 Metta Institute 为医学专业人士举办的研讨会上首次了解到沐浴仪式，该研讨会由旧金山禅宗临终

关怀基金会的联合创始人 Frank Ostaseski 主持。Frank 也 <sub>256</sub>
撰写了 *Five Investment: Discovering What Death Can Teach Us about Living Fully*. Flatiron, March 2017。

## 结语　走向新的死亡艺术

1　这个认识出自 Bart Windrum 所著的 *Happy Landings: A Gateway to Peaceful Dying*。

2　"对老年人的全方位照顾方案"（PACE）为 55 岁以上、加入了医疗补助计划的老年人免费提供日常生活所需的实际帮助，他们在得到支持的情况下，可以不入住疗养院（与亲属生活在一起，住在辅助生活机构，或者自己生活）。这个方案只在某些地区实施。参加医疗保险的人可以加入这个方案，支付相当于每月医疗保险费的费用，加上每月约 700 至 1000 美元的处方药保险。这笔钱听起来是一个惊人的数字，但它可能比全职家庭护理、辅助生活、疗养院或拼凑的私人服务更便宜、更省时（对年老体弱的人来说，也更有趣、更健康）。可以访问协会网站 npaonline.org，查看你所在地区是否有 PACE 项目。

## 术语表

1　"In-Hospital Cardiac Arrest: Impact of Monitoring and Witnessed Event on Patient Survival and Neurologic Status at Hospital Discharge," *Resuscitation*, no. 82 (2011): 845–852.

2 这方面的指导和其他几个词汇出自 Slow Medicine (Italia) and its *Le Parole della medicina che cambia: Un dizionario critico*. Ill Pensiero Scienti co Editore, May 2017。

# 致谢

本书起始于一本薄薄的格言和自助小贴士。我很快发现，如果想让它成形，我得把比我更了解情况的人们的故事、经验和智慧包括进去。以下这些人，以及我没有提到姓名的其他人让我明白，"好死"（善终）这件事很少可以单枪匹马完成——需要举全"村"之力才行。写这本书也是如此。我的内心充满无尽的感激。

许多人向我分享他们个人关于衰老、疾病和死亡的故事。这些人感动、启发和改变了我，他们是：杰基·亚当斯、凯尔西·奥尔文、詹妮弗·摩尔·巴伦丁、艾米·伯曼，已故的梅里贾尼·布洛克、戴安娜·C.玛丽·简·丹泽、布朗妮·加林、朱迪·麦克唐纳·约翰斯顿、劳拉·拉马尔、罗伯特·莱文、安妮·马斯特森，注册护士莎莉·穆林、凯瑟琳·拉敏、凯伦·兰德尔、埃德·R.、利兹·萨尔米、简·西德威尔、艾米·索萨、道格·冯·科斯、莱斯利·沃克及玛丽·沃尔夫。谢谢你们助我增长见识，减少恐惧。感谢那些我不能在这里提及姓名的人。你们知道我在说谁。

在只有家庭护理者、医学倡导者、物理治疗师、言语治疗师、职业治疗师、临终关怀护士或姑息治疗医生可以帮助我的时候，"脸书"上的慢医学群组成员回答我随机提出的问题。感谢你们，特别是帮我审查各个章节的以下各位：医学博士凯蒂·阿玛特鲁达、艾莉莎·本纳；丽莎·贝里·布莱克斯托克；医学博士托比·布兰特曼；注册护士帕蒂·巴塞洛缪·希普斯；克里斯蒂娜·坎德瓦尔；艾米·卢斯蒂格；注册护士玛丽·安妮·米勒；玛丽–让·保利茨；注册护士洛莉·佩林；艾伦·施维格特及注册护士杰瑞·苏西。如果书中还有错误，责任完全在我。

感谢所有热衷于改善美国人临终体验的临终关怀工作人员、活动家、医生、保险经纪人、护士和研究者。这些人加深了我的理解：神学博士梅戈里·安德森；医学博士罗伯特·阿诺德、安东尼·巴科；艾米·伯曼，以及我们在"护理实验室"的各位同事、医学博士阿图·葛文德、瓦莱里·哈扎诺夫博士、肖珊娜·赫尔曼、丹尼尔·霍弗，注册护士瑞德文·凯萨，医学博士乔安妮·林恩和医学博士戴安娜·梅尔。感谢已故医学博士丹尼斯·麦卡洛、比杰·米勒、苏珊·米切尔、悉达多·穆克吉、苏尼塔·普里、注册护士黛布拉·罗杰斯、菲利斯·沙克特、医学博士维多利亚·斯威特、琼·泰诺、杰西卡·努蒂克·齐特、道恩·格罗斯、托马斯·J.史密斯、朱迪·托马斯，以及加州慈悲关怀联盟的法学博士埃里克·威德拉、巴特·温德鲁姆。谢谢你们！

诗人简·赫什菲尔德出于友谊，主动在后期阅读了整部手稿并给予评论，提出建言。感谢简，感谢我令人愉快、技巧高超的写作伙伴安妮·库什曼和凯瑟琳·埃里森，感谢你们阅读多章草稿。

乔纳森·巴特勒、佐伊·卡特、乔纳森·丹恩、苏珊·伊藤、伊娃·肖沙尼以及我以前的写作小组成员莫莉·吉尔斯、劳拉·希尔格斯、乔纳森·克里姆和斯蒂芬妮·马利斯，我对你们的感激之情难以言表。

身处瞬息万变的文学界，我很荣幸有阿曼达·厄本（Amanda Urban）做我的经纪人，有斯克里布纳做我的出版商。感谢卡拉·沃森（Kara Watson）的精心编辑，感谢阿比盖尔·诺瓦克（Abigail Novak）、丹尼·斯宾塞(Dani Spencer)、南·格雷厄姆(Nan Graham)、苏珊·莫尔多（Susan Moldow）、布莱恩·贝尔菲格里奥（Brian Belfiglio）和罗兹·利佩尔（Roz Lippel），你们帮助本书找到它的读者与归宿。谢谢你们对我的信任。

感谢这些朋友在研究和其他方面为我提供宝贵的专业帮助：康斯坦斯·黑尔（Constance Hale）、莱斯利·杰克逊（Leslie Jackson）、乔伊·约翰森（Joy Johannessen）、莱斯利·基南（Leslie Keenan）、玛丽·拉德（Mary Ladd）、伊丽莎白·萨维奇（Elizabeth Savage）、丽贝卡·谢拉尼安（Rebecca Sheranian）和丽贝卡·斯奈德（Rebecca Snyder）。特别感谢莉亚·罗森鲍姆（Leah Rosenbaum）和我的演讲经纪人乔安娜·切尔尼（Joanna Czerny），感谢他们让我专心致志，帮助我传播信息。

我有幸置身加州雷耶斯角的梅萨保护区、纽约萨拉托加温泉的亚多公司美丽的环境，专心写作。感谢支持艺术家和作家的慈善家和理想主义者。你们使得许多美好的想法成为现实。

259

最后，我心里每天都对我丈夫布莱恩·多诺霍怀抱感激之情，他听我朗读每一章的内容，总是教我如何在任何情况下保持快乐。

# 关于作者

　　凯蒂·巴特勒是广受好评的《敲响天堂之门》一书的作者，该书是《纽约时报》提名的"著名作品"，入围"代顿文学和平奖"，并获得了"美好人生图书奖"。

　　她的文章见于《纽约时报杂志》《华尔街日报》《最佳美国科学写作》《科学美国人》和《最佳美国散文》。她入围了"国家杂志奖"名单，现住在北加州。

**图书在版编目（CIP）数据**

善终的艺术：应对衰老、病痛、死亡的实用指南 /
（美）凯蒂·巴特勒著；彭小华译 . —北京：商务印书
馆，2021
ISBN 978-7-100-19950-6

Ⅰ. ①善… Ⅱ. ①凯… ②彭… Ⅲ. ①姑息疗法—指
南 ②临终关怀—指南 Ⅳ. ① R459.9-62 ② R48-62

中国版本图书馆 CIP 数据核字（2021）第 092064 号

**善终的艺术**

应对衰老、病痛、死亡的实用指南

〔美〕凯蒂·巴特勒 著

彭小华 译

---

商 务 印 书 馆 出 版
（北京王府井大街36号 邮政编码100710）
商 务 印 书 馆 发 行
北京市十月印刷有限公司印刷
ISBN 978 - 7 - 100 - 19950 - 6

---

2021 年 10 月第 1 版　　　　　开本 850×1168　1/32
2021 年 10 月北京第 1 次印刷　　印张 11½

定价：68.00 元